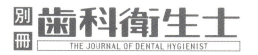

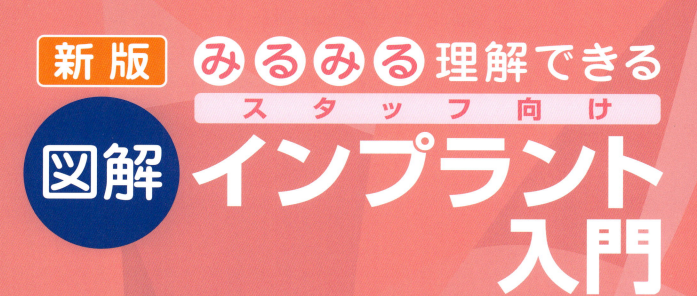

新版 みるみる理解できる
スタッフ向け
図解 インプラント入門

監修 中島 康
　　 柏井 伸子
　　 小川 勝久

クインテッセンス出版株式会社

監修のことば

これからのインプラント治療

　本別冊の初版が出版されてほぼ10年が経ちました。10年前に比べるとインプラントは一般的に行われる治療になり、インプラントという言葉は社会的にも十分認知されています。

　インプラント治療の良いところは、患者さんに十分に噛む力を与え、天然歯を守ってくれる点です。そのためには患者さんと十分にコミュニケーションを取ることがまず重要で、皆さんが正しい知識をもって患者さんに情報を与えることができれば、大変有用な治療であると患者さんは理解してくれると思います。その後、適切な治療計画、インプラント治療、メインテナンスを行うことで長期間にわたってその治療効果を維持することができます。この時点になって初めて患者さんから感謝されることになります。

　一方、インプラントのトラブルもよく目にするようになってきました。患者さんががっかりすることとして、インプラントは感染したり、破折したり、上部構造が破損したりすることがあります。これは一般の歯科治療にも言えることではありますが、医療は100％でないということです。しかしこのトラブルを極力少なくすることもできます。私たちの責務として安全な治療を提供しなければなりません。また昨今の問題として、インプラント治療を受けた患者さんが高齢になり、管理ができなくなる不安があります。近い将来、高齢者特有の知識を身につけ対応していく必要があります。

　今後の歯科衛生士に必要な能力として、インプラントに関する基礎知識、インプラント外科処置と補綴処置の理解と介助、その後のインプラントを長期に維持するための管理方法が挙げられます。皆さんが将来さまざまな歯科医療に携わる場所でインプラントを使用している患者さんと出会い、何らかの介入をする機会が多くなっていくことと思います。十分にインプラントの知識を習得し実践にあたってください。またインプラント治療だけでなく、歯科医療が社会的に信頼されるようにしていくためには、皆さんの誠意のある日々臨床での啓発活動と科学に基づいた管理方法でインプラントのトラブルを最小限にすることが大切です。社会に貢献できるようにがんばってください。

2016年12月

中島　康
（なかじま歯科医院・歯科医師）

監修のことば

インプラント治療と歯科衛生士業務

　1985年より歯科用インプラントを用いた修復処置にかかわるようになり、すでに30年以上が経ちました。当初は骨のあるところに埋入するインプラントでしたが、機能性のみならず審美性を修復することにより社会性まで回復すべく使用目的が変化し、必要に応じてサイナスリフトなどの骨増生のテクニックが提唱され、歯科用CTも普及してきました。この間にインプラント体の表面性状が骨との接触面積を増やすために凸凹のある粗面となり、より短時間で確実にオッセオインテグレーションを獲得できるように開発が進みました。

　しかしながら、治療費や術後の偶発症を巡り、患者さんとのコミュニケーション不足や信頼関係の崩壊による訴訟など、歓迎しかねる事態も起きています。特にインプラント周囲炎に関しては、治療費と時間をかけてやっと修復した補綴物が動揺したり抜去したりと問題が深刻化し、他の施設へと移ってしまうケースが増えています。そうなると次に対応する施設においては、歯の喪失の原因や治療方法等に関する情報が限られてしまい、手探りで対応していかなければならなくなります。

　また、日本はすでに超高齢社会に突入し、2015年には4人に1人、2035年には3人に1人が高齢者という人口構成になります。社会的格差の拡大により経済状態が変化したり、高血圧や糖尿病、骨粗鬆症などの慢性的な全身疾患を有し、数種類の服薬をしている患者さんたちが増えていきます。インプラント治療が自由診療である以上、メインテナンス処置においても健康保険は適用外となり、継続的なSPT(Supportive Periodontal Therapy)が必要であるにもかかわらず、その障害となるような現象が起きてくる可能性があります。

　体内に埋入されたインプラント体をアンカーとして歯冠修復された補綴物が長期的に機能させるためには、全身状態の把握、歯周疾患への対応、禁煙や栄養などの日常生活に関する指導なども歯科衛生士の対応として不可欠です。口腔内での対応だけでなく、患者さんやそのご家族を丸ごと対応させていただくことも時には必要です。また、自立した生活ができず介護が必要になった患者さんに対しても、補綴物が装着され咬合状態がもっとも安定している状態を維持させることが歯科衛生士の役割の1つです。すなわちますます多方面での歯科衛生士の活躍が期待されるのです。この改訂版が基本を把握し歯科衛生士のやるべきことを考える一助となれば幸甚です。

2016年12月

柏井伸子

（有限会社ハグクリエイション社長、歯科衛生士）

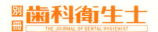

目次

Part1 インプラント治療のアシスタントワークからメインテナンスまで

1 インプラント治療を導入するための治療の流れ ―― 8
2 インプラント治療における歯科医師・歯科衛生士の役割 ―― 10
3 インプラントの治療計画 ―― 12
コラム　歯科衛生士が知っておくべきCTの基礎知識 ―― 14
4 インプラントのパーツ ―― 18
5 口腔内環境整備とコミュニケーション ―― 20
6 全身状態の確認 ―― 24
7 術前の口腔内・外消毒 ―― 27
8 術前の器具の消毒と滅菌 ―― 29
9 手指消毒 ―― 32
10 ガウンテクニックとグローブ装着 ―― 34
11 ドレーピング ―― 37
12 インプラント手術に必要な設備と準備 ―― 38
13 一般的な外科器具の準備 ―― 40
14 術中の注意点 ―― 44
15 術直後の患者さんへの対応――医療サイド編 ―― 48
16 術直後の患者さんへの対応――患者サイド編 ―― 51
17 術後の外科器具の管理・保管 ―― 55
18 メインテナンスプログラム（総論） ―― 58
19 メインテナンスプログラム――診査編 ―― 62
20 メインテナンスプログラム――セルフケア指導編 ―― 64
21 メインテナンスプログラム――プロフェッショナルケア編 ―― 67
22 メインテナンス時のトラブルへの対応 ―― 70

Part2 インプラント手術編

- **23** 手術の適応症 — 76
- **24** インプラント埋入手術——1回法 — 80
- **25** インプラント埋入手術——2回法 — 84
- **26** インプラント埋入手術にともなう骨増生——GBR法 — 88
- **27** インプラント埋入手術にともなう骨増生——ソケットリフト — 92
- **28** インプラント埋入手術にともなう骨増生——サイナスリフト — 96
- **29** 骨補填材について——骨補填材の種類 — 100
- **30** 骨補填材について——自家骨（口腔内）採取方法と応用 — 104
- **31** インプラント埋入手術にともなう軟組織増生——CTG — 108

Part3 インプラント補綴処置編

- **32** 補綴処置の流れ — 114
- **33** 補綴処置——セメント固定 — 118
- **34** 補綴処置——スクリュー固定①術者可撤式 — 120
- **35** 補綴処置——スクリュー固定②患者可撤式 — 122

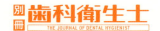

執筆者一覧

■ 監修・執筆 ■

中島　康　　なかじま歯科医院・歯科医師、
　　　　　　大阪歯科大学口腔インプラント学講座臨床教授

柏井伸子　　有限会社ハグクリエイション社長、歯科衛生士

小川勝久　　天王洲インプラントセンター 小川歯科・歯科医師

■ 執　筆 ■

（五十音順・敬称略）

前田千絵　　フリーランス・歯科衛生士

丸橋理沙　　フリーランス・歯科衛生士

山口千緒里　ブローネマルク・オッセオインテグレイション・
　　　　　　センター・歯科衛生士

Part 1

インプラント治療のアシスタントワークから
メインテナンスまで

Part1 インプラント治療のアシスタントワークからメインテナンスまで

1 インプラント治療を導入するための治療の流れ

中島　康／なかじま歯科医院・歯科医師

　インプラント治療が、歯科治療の中の1つの選択肢であることはいうまでもありません。ただし、インプラントありきから治療を捉えるのではなくて、「この患者さんにインプラントが必要なのか」を考えることが大事です。そこで、以下の4つの治療手順を順序よく、的確に進めていくことが確実な治療結果につながります。

1．全身段階（systemic phase）
　初診時に、患者さんが基礎疾患をもっているかどうかを調べます。基礎疾患の中には、外科的な処置にリスクのある方もいますし、特定の基礎疾患がインプラントの治療結果に影響する場合もあります。そのためにはかかりつけの内科医との連携が必要であり、また歯科衛生士が患者さんに最近のお体の調子をうかがうことが重要になります。そして、歯科医師が最終的なリスクの評価を行います。

2．基本治療段階（initial phase）
　次に基本治療段階に移行しますが、ここでは患者さんへの動機づけ、十分な口腔衛生指導、

■インプラント治療の手順■

①全身段階 (systemic phase)	②基本治療段階 (initial phase)	③修正段階 (corrective phase)	④サポーティブケア (supportive care)
・基礎疾患の有無を調べる	・患者さんの動機づけ ・十分な口腔衛生指導 ・スケーリング ・ルートプレーニング ・不適合修復物・う蝕等の処置 ・保存不能な歯の抜歯 ・プロビジョナルレストレーション	・歯内治療 ・歯周外科治療 ・インプラント治療 ・咬合状態のコントロール ・矯正治療 ・補綴治療	・メインテナンス ・定期健診

スケーリング、ルートプレーニング、不適合修復物・う蝕等の処置、保存不能な歯の抜歯、プロビジョナルレストレーション（暫間補綴）を行い、口腔内の環境整備を行います。この段階の目的は、口腔内の感染源を除去することです。感染源を残したままでのインプラント治療はトラブルの元になります。

3．修正段階（corrective phase）

3番目に修正段階として歯内治療、歯周外科治療、インプラント治療、咬合状態のコントロール、矯正治療、補綴治療になります。インプラントは補綴的に良好なポジションに設置することが望ましいので、この時点で咬合状態や天然歯の位置が良好であることが望まれます。ここまでくると患者さんと十分にコミュニケーションが取れる時期になっていると思いますが、インプラント手術を行う前に、セカンドオピニオン、インプラントの長期予後、費用、外科処置のリスクについて説明しておきます。

4．サポーティブケア（supportive care）

すべての治療が終了したらメインテナンスに移行します。単にPMTCを定期的に行うのではなく、患者さんの口腔衛生状態、咬合の状態、審美性等に問題が生じていないか確認し、その維持する努力を支えてあげることが重要です。

■インプラント治療に入る前に■

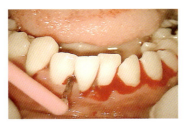

インプラント治療に入る前には、十分なプラークコントロールを確立していることが大前提。このように歯肉からの出血を認める場合は、インプラントの適応にならない。

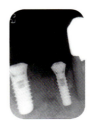

他院からの紹介患者さん。歯内治療をせずにインプラント治療を受けたが、インプラントを設置してから排膿してきてしまった。隣接する歯の根尖性歯周炎から感染し、患者さんは不安いっぱいになっている。歯内治療を行いとりあえず事なきを得た。

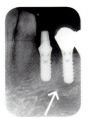 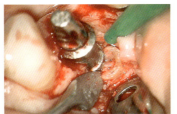

インプラントの遠心部に不明瞭なエックス線透過像が確認できる。外科手術によりインプラント周囲を調べてみると残根があり、インプラントに感染が生じていた。

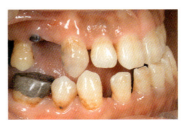

他院でインプラント治療を勧められた患者さん。4|欠損部へインプラント設置予定であった。しかし、5|6|の咬合が不安定であり、こうした不正咬合下でのインプラントはあまり意味がなく、この場合はブリッジの方が適切と思われる。

Part1 インプラント治療のアシスタントワークからメインテナンスまで

2 インプラント治療における歯科医師・歯科衛生士の役割

小川勝久／天王洲インプラントセンター 小川歯科・歯科医師

1. 歯科衛生士は手術前から手術後まで、重要な役割を担っている

インプラント治療では、歯周病や外傷等で失った歯だけでなく、周囲の硬・軟組織（骨や歯肉）の治療も含めて必要となります。歯周基本治療や歯周外科治療、インプラント埋入、最終補綴処置等を行うわけです。その中で、とりわけ歯科衛生士の担う役割は大きく、治療の介助だけではなく、歯周病であればプラーク・歯石の除去等の口腔清掃はもとより、患者さんの生活改善や病識についても把握して、細かく指導・改善を行っていかなければなりません。

インプラント治療にあたっては、歯科医師と一緒にチームでインプラント手術に携わることから、手術の手順や手技についても理解して、歯科医師を支えることになります。さらに、インプラント手術終了後には、医院で行うメインテナンスだけでなく、長く快適に保てるためにセルフケア指導や教育を行うことも、大切な歯科衛生士の役割の1つです。

2. インプラント治療はチーム医療

インプラント手術は一般的な歯科治療とは異なり、外科手術をともなう観血治療であるため、手術を担当する歯科医師や麻酔医、歯科衛生士だけでなく、歯科技工士や受付も含めた、チームとしての対応や準備・心構えが大切となります。

歯科医師は、手術前日までに、アシスタントドクターや麻酔医、歯科衛生士らの介助者に手術内容や使用する器具・器材・時間配分等も含めて説明します。手術に用いるサージカルステ

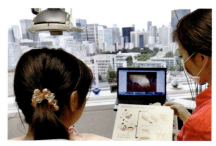

手術の介助だけでなく、歯の喪失の原因となった疾患に対するアプローチも歯科衛生士の重要な役割。

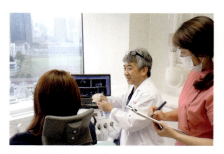

歯科医師による患者さんへの説明の際は、歯科衛生士も同席し、内容を把握しておく。

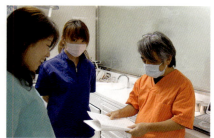

インプラント治療はチーム医療。綿密な打ち合わせのもとに手術が行われる。

インプラント治療における歯科医師・歯科衛生士の役割

ント等については、スタディーモデルやエックス線写真等を参考に担当する歯科技工士と作製します。口腔外科専門医らと連携する場合には、手術内容やCT・口腔内模型等の患者情報を郵送・メールにて送り、入念に打ち合わせを行います。

歯科衛生士は、主治医と患者さんの間に立ち、より良い信頼関係が保たれるように配慮しなければなりません。患者さんは、医師には尋ねづらいことを歯科衛生士に聞く場合もあるので、インプラント治療の手技や知識についても熟知し、わかりやすい手術説明や補足ができるように心がける必要があります。

受付担当者や歯科助手は、前日に患者さんへの電話による予約の確認を取り、手術の不安や心配を除くよう配慮します。このことから、患者さんの体調や様子を察知し、担当医や麻酔医への申し伝えることができるのです。

このようにインプラント治療は、歯科医師・歯科衛生士・歯科助手・受付担当者を含めたチームワークが大切なのです。

■インプラント治療・手術にあたってのチームワーク■

歯科衛生士
- 患者さんの口腔内の清掃状況や全身状態も含め把握したうえで、当該部位に用いるインプラントや使用する器具・器材の準備・確認を行う。
- 患者さんから治療への不安や質問がある場合があるので、治療や手術内容を把握しておく。
- 麻酔医と連絡をとり、手術時間・内容の最終確認を行う。

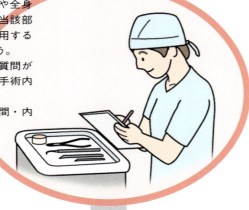

歯科医師
- 立案した治療計画の確認。
- 口腔外科専門医らと連携する場合には、手術内容やCT、口腔内模型などの患者情報を郵送・メールにて送り、入念に打ち合わせを行う。

受付スタッフ
- 前日に患者さんに電話。予約の確認を取り、手術の不安や心配を除くよう配慮する。この時点で患者さんの体調や様子を察知して、担当医や麻酔医へ申し伝えることができ、不測の事態や当日キャンセルなども防止できる。

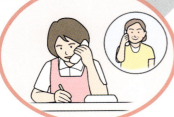

歯科技工士
- スタディモデルやエックス線写真をもとに歯科医師と協議し、サージカルステント等を作成・調整する。

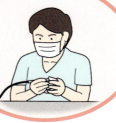

Part1 インプラント治療のアシスタントワークからメインテナンスまで

3 インプラントの治療計画

中島　康／なかじま歯科医院・歯科医師

◎インプラントの治療計画立案の意義

インプラント手術の準備のために、以下の4つを決めておく必要があります。

1．インプラントの設置部位

インプラントを設置するには2つの考え方があります。骨が十分にある部位に入れる方法（骨重視型）と、理想的な咬合・審美性回復のための補綴物の状態を計画して入れる方法（補綴重視型）です。最近では見た目を天然歯と同じようにするために補綴重視型でインプラント治療を行うことが主流になっています。後者の場合、補綴物を考慮した術前診査が必要です。

2．インプラントの本数

インプラントの本数は、十分な骨の量、対合歯の状態、咬合状態、経済的な理由等により決められます。

3．インプラントの長さ

インプラントの長さはエックス線写真により決められます。

4．インプラントの太さと骨増生の必要性

インプラントを設置する部位にどのくらいの骨の幅があるかを調べます。被爆量などの問題でCT撮影ができない場合はボーンマッピングという手法で骨を計測します。その際に、エックス線診断用ステントが必要です。また計画された部位に正確にインプラントを設置するためのサージカルステントも必要です。これは薬液消毒して準備し、使用直前に滅菌精製水で薬液を洗い流して使用します。

インプラントの治療計画

◎インプラントの治療計画立案の目的
①補綴物を考慮した位置にインプラントを設置する
②理想的な位置の骨量を診断し、適切なインプラントを選択する

■CTによる骨の計測方法■

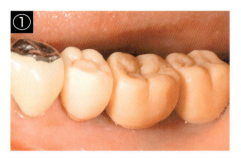
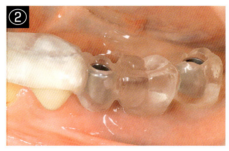
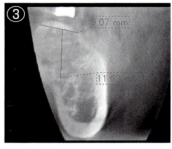

①理想的な補綴物の状態を調べるために、診断用ワックスアップで設置部位を調べる。

②診断用ワックスアップを元に、エックス線診断用ステントおよびサージカルステントを作る。

③エックス線診断用ステントを装着してCT像を撮影する。理想的なインプラントの位置に十分な骨があるかを調べる。

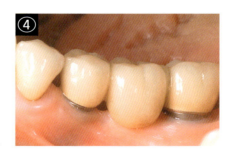

④補綴重視型で設置したインプラント。天然歯の状態に近づけることができた。

■ボーンマッピングによる骨の計測方法■

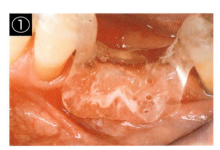
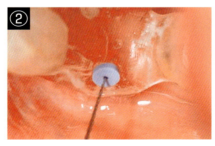
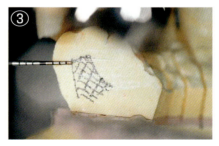

①まず、ボーンマッピングステントを製作し、インプラント設置部位に連続して穴を開けておく。

②ボーンマッピングステントを用いてインプラント設置部位の粘膜の厚みをリーマーなどで穿刺して計る。

③計測した粘膜の厚みを分割模型に転写すれば、骨の形がほぼわかる。

コラム

歯科衛生士が知っておくべきCTの基礎知識

小川勝久／天王洲インプラントセンター　小川歯科・歯科医師

　患者さんからインプラント治療に関する質問や相談が歯科衛生士にあることから、CTについても知っておきましょう。
　CTとは、Computed Tomographyの略で、一般的な歯科用エックス線写真とは異なり、コンピュータを用いて3次元断層画像を見ることができます。従来のエックス線写真では不可能だった骨の状態、神経、血管の位置などが、頬舌的な矢状断面、前頭断面、水平断面などさまざまな方向から見ることができます。歯科医師だけでなく、患者さんにとっても、また安全性を確保するためにおいても重要なツールです。特にインプラント治療では、欠かすことのできない診断機器の1つです。

■ CTの種類 ■

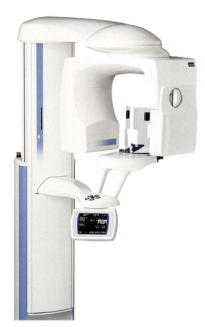

歯科用CT（プランメカ：GC）。

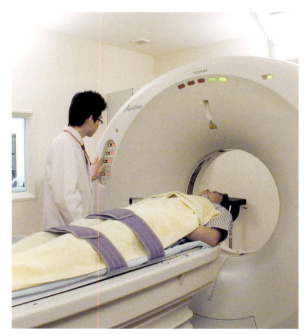

医科用CT。

■CTの断層画像■

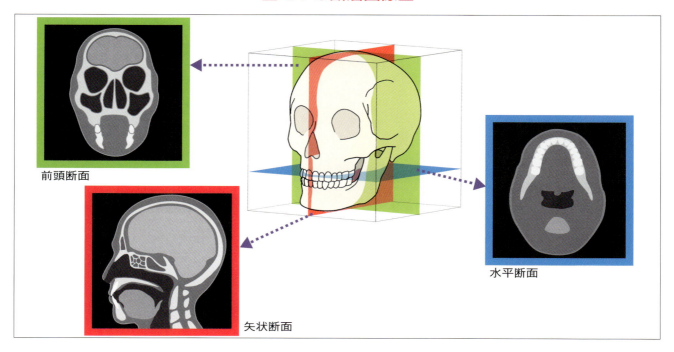

前頭断面　矢状断面　水平断面

■下顎左側臼歯部へのインプラント埋入シミュレーション■

　最新の歯科用CTでは、インプラント埋入のシミュレーションが行えることから、安全で最適な部位へ適切なサイズのインプラントを選択できるようにもなっています。

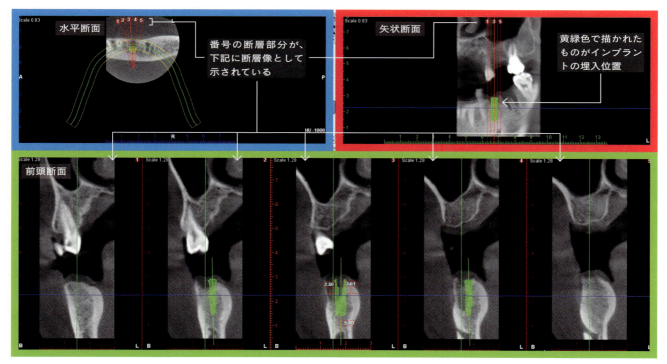

　直径4.8mm、長さ12mmのインプラントを、下顎臼歯部への埋入を想定したシミュレーション。十分な骨量の中に安全にインプラントの埋入が可能なことがわかる。

■パノラマエックス線写真と CT を比較して見てみよう■

パノラマエックス線写真

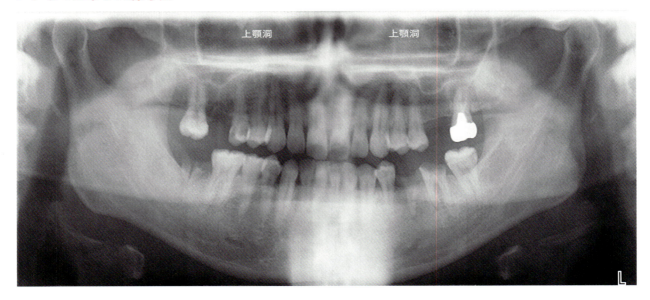

CT ――前歯部

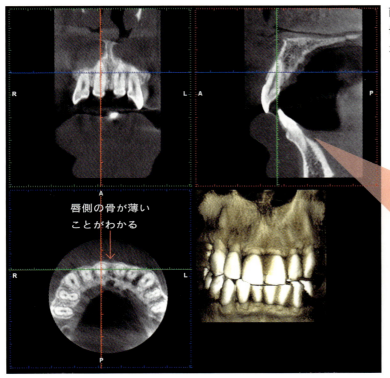

前歯部では骨幅が薄いことが多いです。切歯管や鼻腔底の位置を含めて骨形態を診断することが大切です。

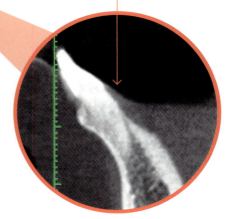

下顎前歯では、歯根かどうかわからないくらい薄い骨であることがわかる

CT——右側臼歯部

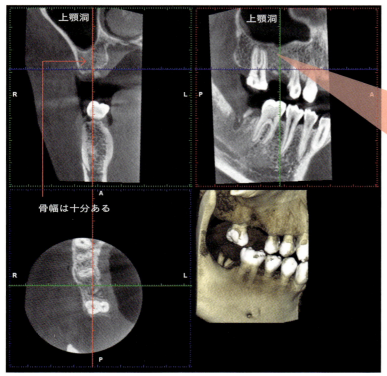

上顎右側臼歯部では、上顎洞があるために骨量が少ないことがあり、「サイナスリフト」と呼ばれる骨増生が行われることがあります（96ページ参照）。

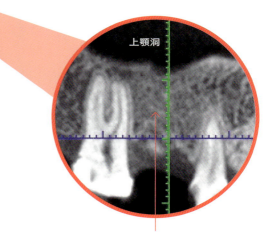

上顎は、骨幅はあっても、上顎洞との関係から垂直的骨量が少ないことがわかる。

CT——左側臼歯部

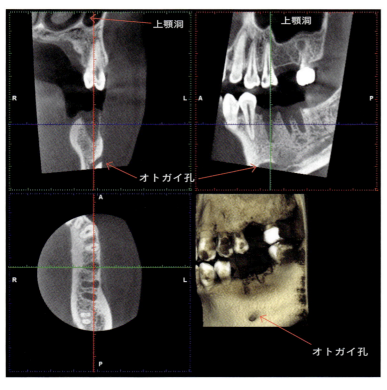

下顎左側第二小臼歯と第一大臼歯の抜歯後の画像です。下顎臼歯部では、下顎管やオトガイ孔からの神経を傷つけると、痺れや麻痺が起こることがあるので、骨量や神経管との位置関係を確認することが大切です。

Part1 インプラント治療のアシスタントワークからメインテナンスまで

4 インプラントのパーツ

中島 康／なかじま歯科医院・歯科医師

◎インプラントのパーツを把握する

　インプラントは表面がざらざらして骨との結合がよく、円柱型または円錐型であることが最近の傾向になっています。骨の中に入れる部分を「フィクスチャー」といい、その上部にあたる部分を「アバットメント」（支台：いろいろな形がある）といいます。この部分はインプラントのシステムにより呼び方が異なります。この他に「封鎖スクリュー」「プロビジョナルレストレーション（暫間補綴物）」「最終補綴物」などがあります。

■インプラントの構造■

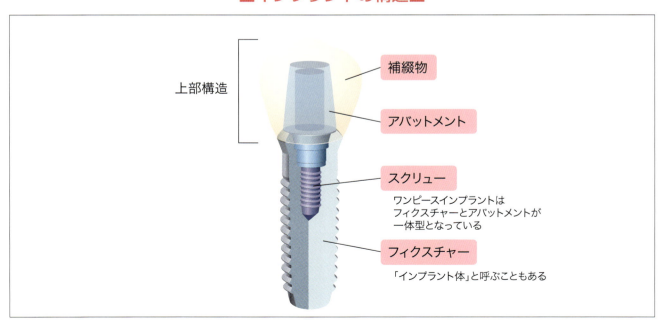

上部構造
- 補綴物
- アバットメント
- スクリュー
  ワンピースインプラントはフィクスチャーとアバットメントが一体型となっている
- フィクスチャー
  「インプラント体」と呼ぶこともある

■術中にみるインプラントのパーツ■

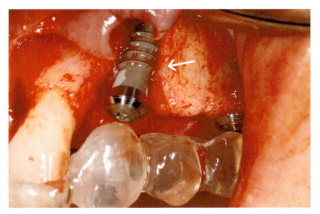

インプラント：円柱または円錐型。表面は特殊な加工がされていて骨とよく結合する。くれぐれも表面には触れず、滅菌状況下で操作しなければならない。

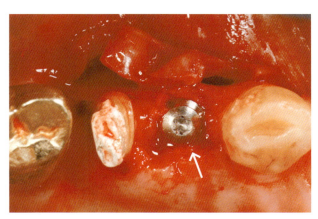

封鎖スクリュー：2回法を行う場合に装着する。

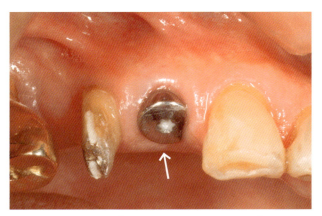

ヒーリングキャップ：粘膜を切除してインプラントとヒーリングキャップを連結したところ。これによりインプラント周囲の軟組織の治癒を図る。

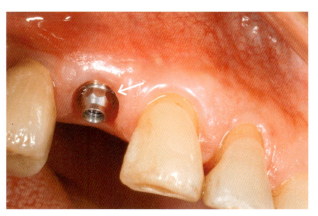

アバットメント：治癒期間が経過してから、アバットメントをインプラントに連結する。このとき規定の力で締めつける。

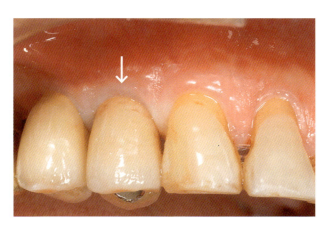

最終補綴物：装着してメインテナンスに入る。

5 口腔内環境整備とコミュニケーション

中島　康／なかじま歯科医院・歯科医師

　インプラント治療のリスクファクター（危険因子）の中でも、進行性の歯周炎と非協力的な患者さんは大変リスクが高いとされています。なぜなら、合併症であるインプラント周囲炎を引き起こす危険性があるからです。

　歯周炎が治らない最大の理由は、プラークコントロールができていないということです。インプラントの長期成績を確実にするためには、プラークコントロールが重要です。また歯周病を治療する際にも、プラークコントロールは不可欠です。しかし、これはまず患者さん自らが行わなければなりません。結果的にその必要性を理解されないまま治療が進んでしまったり、インプラントが設置されてしまうと、医療サイドも患者さんも大変不幸な結果になります。

　そこで、患者さんのプラークコントロールがうまくいかない理由を考えてみると、以下のことが挙げられます。

①患者さんと歯科衛生士のコミュニケーションが成り立っていない
②患者さんが歯周炎やインプラント周囲炎について理解できていない
③プラークコントロールを行う動機づけがなされていない
④具体的なプラークコントロールの手法を知らない

　特に患者さんとのコミュニケーションについてですが、お互いを理解していない相手に説明しても通じません。またお互いのことがわからなければ会話の内容にも興味が湧きません。したがって、初めて会う人といかに打ち解けあえるかということが重要になります。これには具体的なマニュアルなどはなく、皆さん自身の性格にあった方法があるはずです。まずはあいさつから始まり日常会話でコミュニケーションを図ってください。相手の話にも十分に耳を傾けて理解するように努めましょう。初めて会うときに、忙しいがためにそれがおざなりになったりすると、後々まで信頼関係に問題が残るかもしれませんので注意しましょう。

5 口腔内環境整備とコミュニケーション

◎**口腔内環境整備とコミュニケーション確立の目的**

①インプラントを長期間、健康的に使用していただくためには、プラークコントロールが必要
②プラークコントロールを確立するためには、コミュニケーションが必要

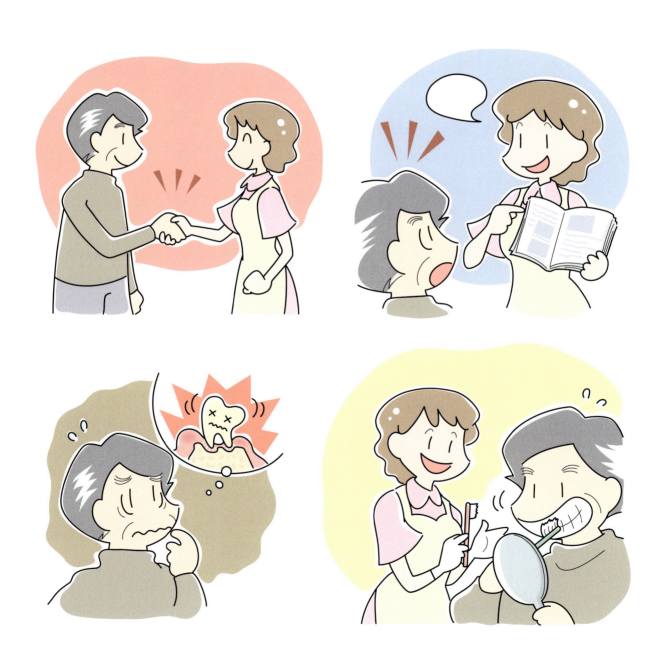

◎口腔内環境整備の意義

　歯周炎やインプラント周囲炎の情報を理解するためには、診査・診断が必要です。歯周組織精密検査を行い、プロービング値などを明確に患者さんへ説明しなければなりません。人間ドックを受診すると、あたりまえのように検査データを説明してくれます。データの値が悪ければ、それに対して私たちは健康上の問題を解決するようになります。たとえば、肝臓の数値が高ければお酒を控えようなどといったことです。こうした医科ではあたりまえのようになされている行為が、歯科では不十分な場合が多いのが現状です。

　検査データにより歯周炎であることが診断されたならば、患者さんは自分自身のことと理解し、治していきたいという衝動に駆られます。歯周炎、インプラント周囲炎の主な原因はプラークですので、プラークを除去し続ければ良くなることは証明済みです。したがって、プラークを除去し続ければ歯周炎は良くなるという図式を理解することで意欲が湧くのです。

　ここまでくれば、具体的なプラークコントロールの手法を早く身につけたくな

■プラークコントロールの確立まで■

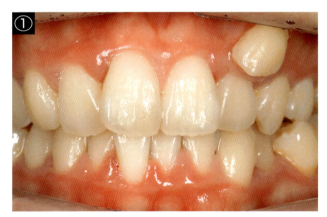

①初診時、歯肉に炎症が認められる。患者さんは歯肉をまじまじと見たことがないので、赤くなっている部位、腫れている部位を伝え、まず自覚してもらう。

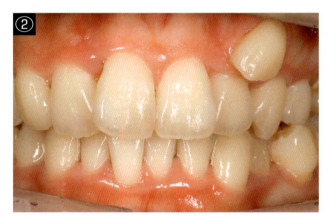

②プラークコントロール導入後2週間。歯ブラシと歯間ブラシによるプラークコントロールのみを行った。患者さんはプラークコントロールの意義を理解し、症状が改善されているのを自分でみつけることができた。歯ブラシに血液が付着しなくなってからルートプレーニングを開始する。

ります。そうでないようでしたら、プラークコントロールの動機づけは失敗したことになります。上記のステップでどこか十分でないところがあるはずなので、再度確認してください。したがって、ただ単にブラッシングを指導してもなかなか患者さんに伝わらないことが多いのは、この導入のステップが確実に踏まれていないためです。一度プラークコントロールを導入すれば、意識が高い状態で管理されていくことになります。仮に、再度悪くなっても簡単に解決することができるようになり、サポーティブケアも順調にいくことでしょう。

　歯肉縁上のプラークコントロールが終了したならば、次に歯肉縁下のプラークコントロールを徹底して行います。再検査後に歯肉縁上・縁下のプラークコントロールが確立されたならば、プロービング値が改善されているはずです。改善がみられないようでしたら、再度歯肉縁上・縁下のプラークコントロールを確認し、場合によっては外科処置に移行します。

■プラークコントロールの確立まで■

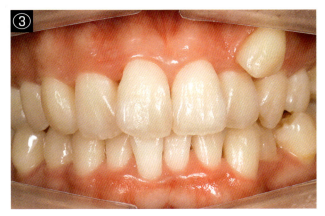

③プラークコントロール導入後4週間。全顎のルートプレーニングが終了した状態で、一部を残して症状は改善された。患者さんが気持ちよさを一番理解している。

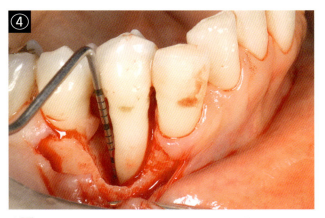

④ 4̄ の歯周外科処置。再検査後に症状の改善があまりみられない部位に関しては、患者さんとの相談により外科処置に移行することもある。

Part1 インプラント治療のアシスタントワークからメインテナンスまで

6 全身状態の確認

中島　康／なかじま歯科医院・歯科医師

　インプラント治療は、全身既往歴のない健康な患者さんに適応されます。まず患者さんに問診を行い、基礎疾患の有無を確認します。その際、患者さんとのコミュニケーションが良好でなければ、十分な情報を得ることができず後にトラブルに発展しかねません。またインプラント手術前には血液検査等を行うことも重要です。最近では健康志向が向上しているため、人間ドックなどで得られた検査データを持参してもらうこともできます。歯科医師は、患者さんの全身状態からインプラント治療が「禁忌症」か「適応症」か、あるいは「リスクファクター」の有無で診断します。

1．禁忌症
　禁忌症とはインプラント治療を行ってはならない患者さんであり、「絶対的禁忌症」と「相対的禁忌症」があります。相対的禁忌症は、状態がよくなれば適応症になる可能性があります。絶対的禁忌症は、重度の全身疾患のある患者さんでインプラント治療を行うことはできません。

2．リスクファクター
　リスクファクターがあるからといって禁忌症になるわけではありませんが、リスクファクターがあればインプラント治療の成績が悪くなることもありますし、状態次第でインプラント治療ができることもあります。リスクファクターには基礎疾患や服薬の他、生活習慣なども含まれます。

　インプラント治療のリスクファクターは、2つに分けられます。1つはインプラント手術を行うことで全身に影響を与えてしまうことです（手術に対するリスクファクター）。もう1つは、手術後にインプラントが喪失してしまうことです（オッセオインテグレーションの獲得と維持に対するリスクファクター）。

①手術に対するリスクファクター
a.　高血圧
　動脈硬化が原因で、脳、心臓、腎などに合併症が起こるおそれがあり、手術時のリスクが高くなります。また術中術後の止血が困難な場合があります。

b.　心疾患
　心筋梗塞などは過去6ヵ月以内に発作が起こっていれば、再発するおそれがあります。抗凝固薬や抗血小板薬が投与されているので、術中術後の止血が困難になる可能性があります。

c.　糖尿病
　手術の前後に低血糖や高血糖を起こすおそれがあります。空腹時血糖が140mg/dL以下、

ケトン体が(-)、HbA1cが6.9%未満（NGSP値）が適応となります。

d. 肝硬変

出血傾向があり、術後出血のおそれがあります。

e. 喘息

アスピリン喘息患者に非ステロイド性抗炎症薬を投与することは禁忌です。また、インプラント手術などのストレスにより喘息の発作を起すおそれがあります。

f. 慢性閉塞性肺疾患

慢性気管支炎、肺気腫による閉塞性換気障害を主徴とします。長時間の手術は難しいため、症状増悪の誘因となるストレス（疼痛、誤嚥など）を避ける必要があります。

g. 血液疾患

血友病、血小板減少性紫斑病、急性白血病、慢性白血病、貧血などが挙げられます。貧血は酸素の運搬機能低下することから、術後感染、インプラント周囲炎を起こす可能性があります。

h. 精神疾患

インプラント手術をきっかけに症状が現れ、悪化する可能性があります。

②オッセオインテグレーションの獲得と維持に対するリスクファクター

a. 若年者

顎骨の成長が終わっていない状態でインプラント治療を行うと、隣接歯との位置がずれてしまい審美性に問題が出てきます。

b. 喫煙者

創傷治癒不全やインプラント周囲炎になる可能性が高くなります。

c. 糖尿病

インプラントが感染したり、オッセオインテグレーションが不十分になる可能性があります。

d. 脳疾患

脳梗塞の既往のある患者さんで、運動麻痺により口腔清掃ができない場合は、禁忌症となります。

e. 肝硬変

免疫機能が低下することで創傷治癒不全にな

■喫煙による影響■

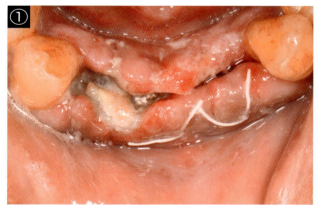

①インプラント手術およびGBR 1週間後の状態。喫煙による治癒不全がみられる。

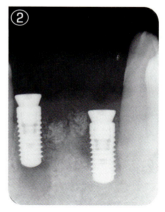

②術後1ヵ月の状態。インプラント周囲に骨吸収像が認められ、インプラントは脱落した。

f. 腎不全
インプラントが感染しやすくなる可能性があります。

g. 骨粗鬆症
骨密度が低いので、インプラントが固定しにくくなるおそれがあります。また、ビスフォスフォネート系薬剤による顎骨壊死（MRONJ）を引き起こす可能性があります。

h. 精神疾患
コミュニケーションを得ることが難しくインプラントを管理することができないので禁忌症になります。

i. ステロイド薬、免疫抑制剤などの服用患者
手術中にストレスによるショックを起こしたり、感染しやすくインプラント周囲疾患になりやすくなります。

j. チタンアレルギー
チタンは生体親和性の高い材料ですが、最近の報告ではアレルギーが疑われることもあります。

■ビスフォスフォネート系薬剤による影響■

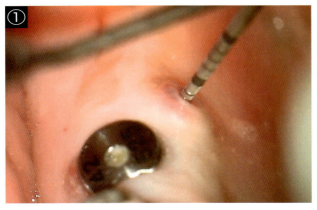

①3年以上のビスフォスフォネート系薬剤投与患者。術後1ヵ月でインプラント遠心部にフィステルを形成。

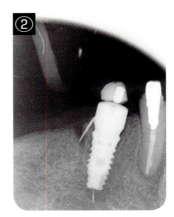

②フィステルよりガタパーチャーポイントを挿入後のエックス線写真。インプラント遠心部に遊離したエックス線不透過像を認める。

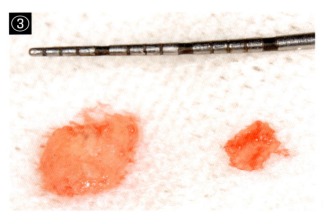

③インプラント遠心部から遊離した腐骨。

Part1 インプラント治療のアシスタントワークからメインテナンスまで

7 術前の口腔内・外消毒

柏井伸子／有限会社ハグクリエイション社長、歯科衛生士

◎術前の口腔内・外消毒の意義

約780種類もの細菌が生息している口腔内環境においては[1]、手術部位感染（SSI：Surgical Site Infection）の防止のために、プロフェッショナルクリーニングにて可能な限り菌数削減を心がける必要があります。その後、口腔内・外の消毒をしていきます。ただし術野に近接した部位への超音波スケーラーなどによる観血的な機械的清掃は、菌血症の原因になりますので手術日前までに済ませておき、手術当日は避けるようにしましょう。

■口腔内洗浄用薬液■

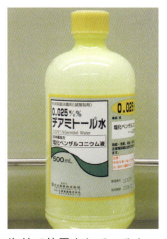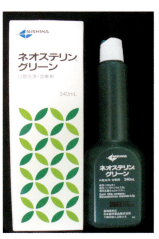

海外で使用されているクロルヘキシジンは濃度が高く、日本国内では薬事法上、口腔粘膜に対して使用することができないため、濃度調製された塩化ベンザルコニウム溶液もしくは塩化ベンゼトニウムを製造者指定濃度に調整し使用する。

■術前のクリーニング■

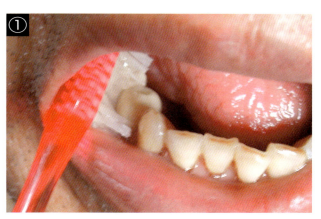

①口腔内洗浄用薬液を使用して、残存天然歯全体を歯ブラシで清掃する。特に術野に近接した部位（本症例では下顎右側臼歯部）では、歯肉溝内にプラークが残存しないよう留意する。

次ページに続く

Part1 インプラント治療のアシスタントワークからメインテナンスまで

◎術前の口腔内・外消毒の目的

①口腔内および顔面の常在菌を含む微生物の術野への取り込みによる術後感染防止
②皮膚および皮脂の術野への取り込みによる術後感染防止

■術前のクリーニング■

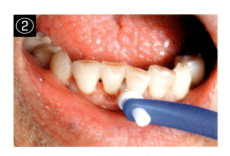

②歯間空隙には歯間ブラシまたはワックスなしフロスを使用する。

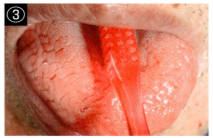

③舌背および舌下も歯ブラシで清掃する。ただし舌は、薬液の味や触感を不快に感じる感覚器官であるため、菌数低減という口腔内クリーニングの必要性を説明しながら、患者さんの協力を求める。

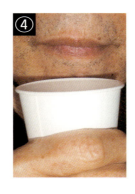

ポイント！
「ブクブクと含みうがいをしてください」と説明する

④クリーニング後、局部麻酔し、最後に口腔内全体の粘膜にいきわたらせるように、薬液で含嗽をする。終了後は水道水でうがいはしない。

■術前の口腔内の消毒■　　　　■術前の口腔外の消毒■

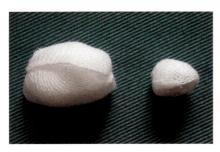 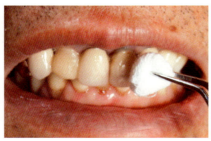 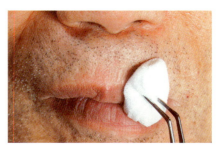

綿球は、毛羽立って繊維くずが口腔内に残る危険性があるので使用せず、ガーゼ球を用いる。ガーゼを適度な大きさ（7×7cm程度）に切り、繊維が外に出ないように折り込んで球状にする。ガーゼ球に薬液をつけ消毒する。

15×15cm程度でガーゼ球を作り、口角→口唇→眼頬部までの範囲を、同心円を描くように中心から周辺に向かって拭く[2]。

Part1 インプラント治療のアシスタントワークからメインテナンスまで

8 術前の器具の消毒と滅菌

柏井伸子／有限会社ハグクリエイション社長、歯科衛生士

◎術前の器具の消毒と滅菌の意義

インプラントの外科治療では、元来無菌な骨膜および骨を露出させ、その中にインプラントを埋入する処置を行います。そのためには、適切な消毒・滅菌などの器材処理が必要です。

■器材の滅菌■

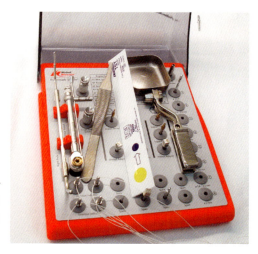

滅菌工程通過を確認するためにはインジケータを使用する。インジケータには「生物学的」「化学的」「物理的」と種類があり、包装内部へ使用する際には、国際規格ISO11140-1でクラス4、5または6に分類されている化学的インジケータが適当である[1]。

◎術前の器具の消毒と滅菌の目的

①前の患者さんのタンパク質や微生物などの汚染物を次の患者さんに持ち込まない

②被処理物の適用および特性を理解し、もっとも信頼性が高い高圧蒸気滅菌法にて、可能な限りゼロに近い10^{-6}以下という菌数まで低減させる[2]

■包装■

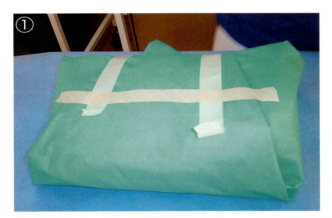

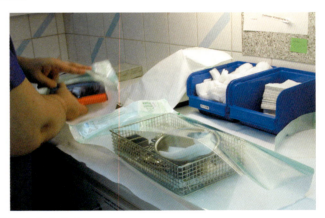

①内部に完全に蒸気を浸透させるためには、包装材と被滅菌物の大きさのバランスを考慮する。滅菌バッグ使用の際には、周囲に3cm程度の"あそび"が必要。

ポイント！
滅菌バッグは繰り返し使用することはできません。2回目以降の使用では、「蒸気浸透」と「バリア性維持」が保証されません。

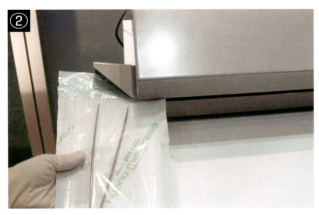

②手用で圧接するインパルス式シーラーでは、圧接温度および時間が一定に管理できないため、破袋(シールが開いてしまうこと)したり、逆に焦げついて開封時に紙が毛羽立ち、内容物に付着する危険性があるため、完全制御されたオートマチックシーラーを使用する。

術前の器具の消毒と滅菌

■滅菌器に入れる■

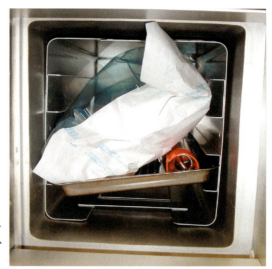

被滅菌物に十分に温度・圧力・蒸気がいきわたるように、庫内に入れる内容量は70％までに留めなければならず、詰め込み過ぎに注意が必要。

■高圧蒸気滅菌器の種類と用途■

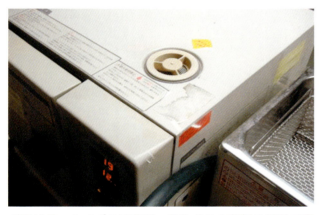

グラビティタイプの滅菌器：発生させた蒸気の重量で庫内の空気除去を行うシステム。空気溜まりができてしまうため、ハンドピースなどの内腔のある器材や保管目的に滅菌バッグで包装することはできない。

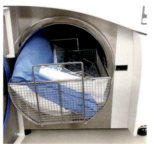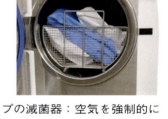

プレポストバキュームタイプの滅菌器：空気を強制的に排除し、庫内を真空状態にして完全な蒸気浸透を行う。ハンドピースや滅菌バッグ内部の完全な空気除去および蒸気浸透が可能になる。

■滅菌器の手入れ方法■

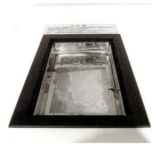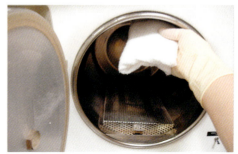

滅菌器の庫内には大気圧の2倍以上の圧力がかかり、高温になる医療機器であるため、「供給水の交換」「貯水タンクの清掃」「庫内の清拭」等、適切な手入れが必要。

Part1 インプラント治療のアシスタントワークからメインテナンスまで

9 手指消毒

柏井伸子／有限会社ハグクリエイション社長、歯科衛生士

◎手指消毒の意義

感染管理の基本は、正しい手洗いの励行です。医療従事者の手には$3.9×10^4$〜$4.6×10^6$という数の細菌が存在しているといわれます[1]。私たちは患者さんの安全確保と同時に自分自身をも守らなければならず、そのためにはリサーチにより確立されたエビデンスに基づく方法を習得し、実践していく必要があります。

■手洗い方法■

厚生労働省の通達によると、滅菌水を用意する必要はなく流水状態の水道水でよいです。

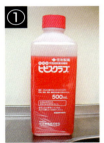
①手洗い用洗剤は、残留活性のあるクロルヘキシジン溶液、または低濃度でも十分な抗菌活性をもつポビドンヨード製剤を使用する。

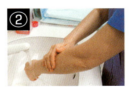
②まず流水で指先から肘上5cmまでの範囲をぬらす。

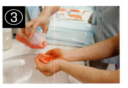
③間接介助者から洗剤を受ける。

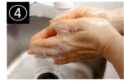
④手の平で泡立たせ、こすり洗う。

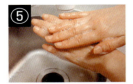
⑤手の甲をこすり洗う。

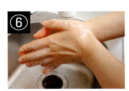
⑥指の間をこすり洗う。

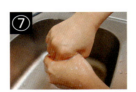
⑦洗い残しになりやすい親指は、包み込んで洗う。

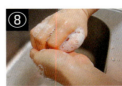
⑧肘上5cmまで洗い、最後に指先を念入りに仕上げる。

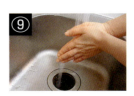
⑨洗剤が皮膚に残ると痒みの原因になるので流水でよく流す。

手指消毒

◎手指消毒の目的
①一過性菌および常在菌の除去
②患者さんおよび医療従事者間の病原体伝播の防止

■手拭きと仕上げ■

手洗い後の拭き上げには、以前は滅菌タオルが使用されていましたが、CDC(Center for Disease Control and Prevention)の guideline for hand hygiene in health・care settings[2]では、未滅菌でも清潔なペーパータオルでよいとされています。ただし最終仕上げには、アルコール含有の速乾性擦式消毒薬を使用するよう推奨されています。

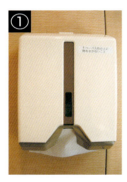

①清潔なペーパータオルで水分を確実に拭き上げる。

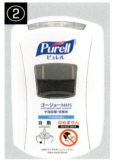

②アルコール含有速乾性擦式消毒薬。ポンプ式またはセンサー式のものを使用する。

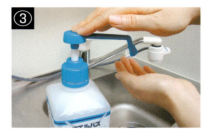

③消毒液約5mlを手の平にとる。

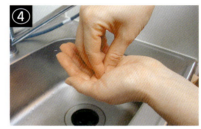

④両手の指先によく擦り込む。

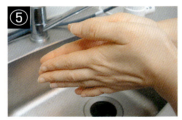

⑤手の平によく擦り込む。

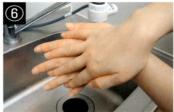

⑥指の間と手の甲によく擦り込む。

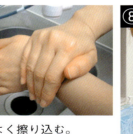

⑦手首によく擦り込む。

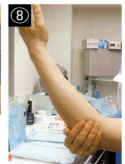

⑧肘上5cmの部分までよく擦り込む。

Part1　インプラント治療のアシスタントワークからメインテナンスまで

10 ガウンテクニックとグローブ装着

柏井伸子／有限会社ハグクリエイション社長、歯科衛生士

◎ガウンテクニックとグローブ装着の意義

　私たちが観血処置を介助する際には、感染防止の観点から必ず何らかの防護具を装着しなければなりません。そこで必要になるのが正しいガウンの着用方法およびグローブ装着テクニックです。

　米国医療機器振興会(Association for the Advancement of Medical Instrumentation、AAMI)は、医療器具に対する理解を深め、その有益な使用を促進するという共通の目的によって連携した非営利国際団体で、ガウンの規格基準範囲について規定を設けています。

　ガウンに使用される材質には、布製や不織布といわれるものがありますが、バリア性および通気性が検証され、作業者の安全および快適性が確保されるものでなければなりません。グローブにおいても、ピンホール(小さな穴)などの損傷がなく、パウダーのないものを選択します[1]。着用者と同時に患者さんのラテックスアレルギーにも配慮します。

■AAMIの定めるガウンの危険部位■

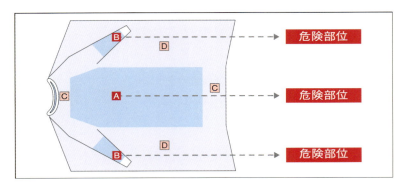

AとBの部分がもっとも血液曝露の危険性が高い。AAMIでは衝撃透過性テスト、耐水圧テスト、吸水性テストに対する基準を設けており、曝露範囲と観血処置時間の相互関係から、ガウンの材質を5段階のレベルに分けている。

10 ガウンテクニックとグローブ装着

◎ガウンテクニックとグローブ装着の目的

①清潔域（滅菌領域）と不潔域（非滅菌領域）の明確化
②汚染物質（微生物やタンパク質）の拡散防止

■ガウンテクニックとグローブ装着方法■

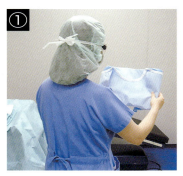

①直接介助者は手洗い終了後、ガウンの表側にあたる部分には触れないように間接介助者から滅菌ガウンを受け取る。

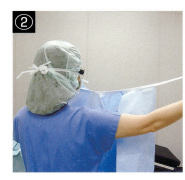

②直接介助者が肩口の紐の端を持ち、背後にいる間接介助者が紐の中央を受け取る。相互の手が接触しないように注意する。

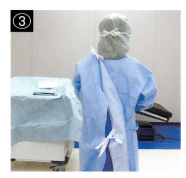

③直接介助者が両手を袖に通し、間接介助者が肩口および腰の紐を結ぶ。

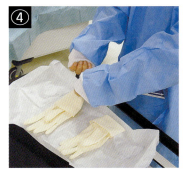

④グローブ装着に移行。グローブはあらかじめ挿入口が折り返しになっている。肌の露出を最小限に抑えながら、片方を装着する（写真では右手）。

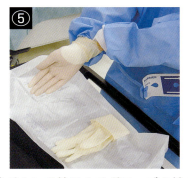

⑤ガウンの袖口までグローブを被せる。折り返しはそのままの状態。

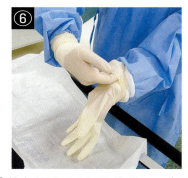

⑥他方（写真では左手）のグローブの外側にあたる部分に、装着済みの手を入れる。

⑦折り返しを延ばし、ガウンの袖口まで被せる。
⑧両手ともガウンの袖口までグローブを延ばす。

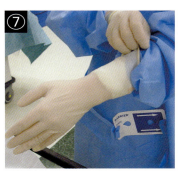

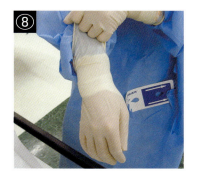

次ページに続く

35

■ガウンテクニックとグローブ装着方法■

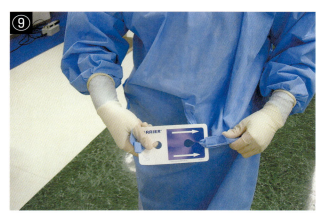

⑨滅菌ガウン着用最終段階へ移行。直接介助者が前面にあるタグと紐の片方を分離する。

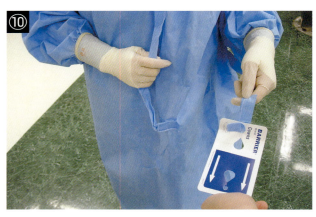

⑩間接介助者にタグを渡し片方を保持してもらいながら、直接介助者はくるりと一回転し、背面に紐を回す。紐を結ぶために自分で手を後ろに回すと、不潔域である背面に手が触れる可能性があるため。

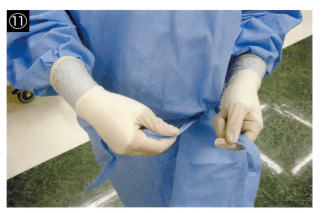

⑪タグを引き離し、正面で直接介助者が紐を結ぶ。

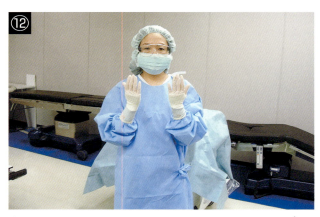

⑫装着の完了。滅菌されていない部分（不潔域）にグローブが触れると汚染されてしまうので、装着完了後は腰から下に手を下げないように注意する。

■ダブルグローブのすすめ■

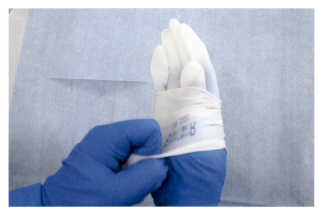

術中の事故防止のため、色の異なる滅菌グローブを二重に装着する。

Part1 インプラント治療のアシスタントワークからメインテナンスまで

11 ドレーピング

柏井伸子／有限会社ハグクリエイション社長、歯科衛生士

◎ドレーピングの意義

通常の歯科処置は出血量が少なく時間も短いためか、ドレーピングに対する理解度が低いようです。前項のガウン、グローブとドレーピングは、どれか1つ欠けても感染防止の十分な機能を発揮することはできずなおざりにできません。清潔な術野の確保にドレーピングは必須で、不潔域全体を覆う方法が好ましいです[1]。

◎ドレーピングの目的

①清潔域（滅菌領域）と不潔域（非滅菌領域）の明確化
②術野の確保
③汚染物質（微生物やタンパク質）拡散防止

■ドレーピング■

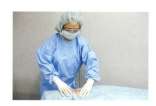

AAMIでは、2時間を越える観血処置の場合には、「フルドレープ」として足先まで覆われる範囲の覆布を推奨している。写真で使用しているものは、穴布と全身および頭部の覆布が一体になっており、内面のテープで顔面に粘着させて固定可能なもの。

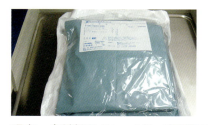
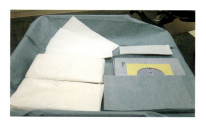

現在、多種類のドレーピング用覆布や穴布が販売されている。安全性確保の観点から、不織布という多孔質のシートを三次元的に重ねた構造のものがJIS規格に基づき開発され、ディスポーサブル（使い捨て）として販売されている。従来はガウンや覆布の素材には布が使用され、血液で汚染されたものを熱水処理できなかったり、家庭用洗濯機で洗濯することに危険性がともなっていた。液体浸透の点からバリア性も問題視されている。

Part1 インプラント治療のアシスタントワークからメインテナンスまで

12 インプラント手術に必要な設備と準備

山口千緒里／ブローネマルク・オッセオインテグレイション・センター　歯科衛生士

◎インプラント手術に必要な設備と準備の意義

インプラント治療は、生体にとっていつでも「異物」となりうる「インプラント」を体に残してくる治療です。「環境的要因」や「手術器材の汚染」は術後感染にも関与しますので、清浄化された手術環境下で、汚染のない滅菌された器具・器材を使用することが求められます。インプラントに携わるアシスタントは、正しい滅菌器具・器材の取り扱い方法を習得し、手術環境の清潔を保つために、日常的に清掃を心がけることが大切です。

■手術室内の準備■

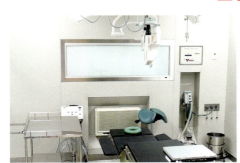

手術を行う環境には、日常的な清掃を徹底し、埃のない清潔な状態が望ましい。土壌のある植物や、埃のたまった絵画、置物は排除し、ブラインドや空調吹き出し口にも埃がないよう管理しておく。手術当日の掃除機の使用は埃をまき散らす行為となるため避ける。手術当日術前は、お湯で拭掃し、術後には、血液、唾液の飛散した範囲は500～1,000ppmに希釈した次亜塩素酸ナトリウムで消毒を行い、その後お湯で拭き取る。

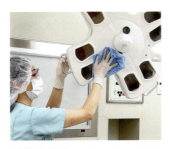

拭掃を行うアシスタントは清潔な白衣、キャップ、マスク、グローブ、ゴーグルを着用し、埃が付着しやすい衣服は着用しない。効率を考慮し、高い所→低い所へ、奥→入り口方向への動線で、手術用無影灯、手術台、ワゴン、壁面など手術環境表面の拭掃を行う。

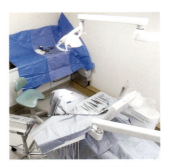

診療室で手術を行う場合にも、清掃の徹底を心がけ、清潔域（滅菌領域）、不潔域（非滅菌領域）を区分けして準備する。

インプラント手術に必要な設備と準備

◎インプラント手術に必要な設備と準備の目的

①手術環境は日常的な清掃を徹底し、埃のない清潔な状態を作る
②使用する器具・器材は適切な洗浄、滅菌、保管がなされたものを使用する
③滅菌器具・器材は正しい操作で開封する
④環境および器具・器材の準備にあたるアシスタントは、清潔な白衣にマスク、キャップ、ゴーグル、ディスポーザブルグローブの着用を徹底する(埃が付着しやすい衣服の着用は避ける)

■使用器材の準備■

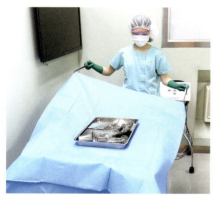

アシスタントは、白衣、キャップ、マスク、ゴーグル、ディスポーザブルのグローブを着用して、滅菌物に接触しないよう手術器具を展開する。

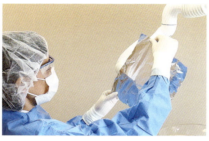

ライトのハンドルを術者や直接介助者が操作するために、あらかじめ滅菌フィルムまたは滅菌されたアルミ箔でハンドル部分を覆う。アルミ箔を自施設で滅菌する場合、小さく折りたたんで滅菌バッグに入れることは避け、確実に滅菌が得られる包装を行う。

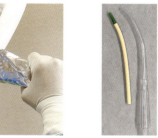

サクションのチップは、粘膜剥離後の術野専用と、術中、咽頭付近に溜まった生理食塩水や唾液を吸引するものとに区別する。

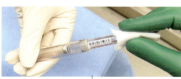
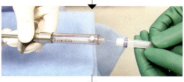
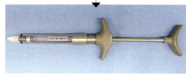

麻酔カートリッジの表面は滅菌ができないため、カートリッジ表面をすべて滅菌容器で覆う注射筒(アスピジェクトシス:クロスフィールド)を使用し、滅菌手袋の汚染を防止する。

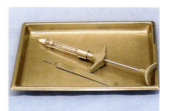

術中、鋭利な器具受け渡し時の接触および針刺し事故を防止するために、中間受け渡しゾーンを設置する

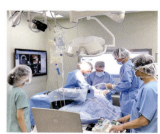

手術室の準備が完了した術中の様子。

Part1 インプラント治療のアシスタントワークからメインテナンスまで

13 一般的な外科器具の準備

丸橋理沙／フリーランス・歯科衛生士

◎一般的な外科器具の準備の意義

　インプラント手術において器具の準備は、手術の流れや患者さんへの負担、術者や介助者の作業効率に大きくかかわり、重要です。

　たとえば、器具の配置や収納場所がつねに同じ場所にあれば、院内の共通認識につながり、術者や介助者が変わってもスムーズに術前準備から手術までを行うことができます。配置も使う順番に並べてあれば、手術に慣れていないスタッフが理解しやすくなります。また、手術を行う人数によって並べる器具の範囲を変えれば、術者や介助者の作業効率が上がります。このような気配りが、手術をスムーズに進め、手術時間の短縮につながります。

　ここでは一般的な外科器具と基本的な直接介助者の外科器具使用時の注意点を示しました。インプラント手術で必要となる器具については、それぞれの手術の項目（76〜111ページ）で取りあげます。

◎一般的な外科器具の準備の目的

①手術時間の短縮
②スムーズな器具の準備
③術中のスムーズな対応
④術者、介助者、患者さんの負担軽減

13 一般的な外科器具の準備

■器具の準備にあたっての確認事項■

インプラント体やドリルなどのパーツ類、縫合糸、メス刃などは、医院によってはつねにストックがあるとは限りません。手術前日までに在庫を確認しておきます。その際、その他の器具も含め、滅菌の期限を確認しておきます。なお、滅菌バッグで保管した器具は、期限が3ヵ月といわれています。

患者さんの全身疾患や服用薬によって、浸潤麻酔薬や術後の投薬が変わることもあるため、手術当日は再度全身疾患および服用薬の確認をします。

■一般的な外科器具の準備■

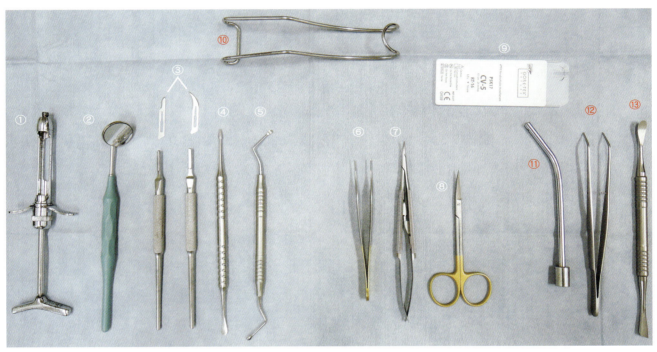

使用器具の配置も重要で、使う順番に左から並べる。①～⑨は術者が、⑪～⑬は直接介助者が、⑩は両者が使用する。

■術者用の器具

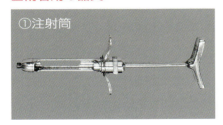

①注射筒
浸潤麻酔の際に使用。麻酔は手術開始前に施す場合もある。並べる際は、カートリッジと注射針は未滅菌のため清潔域に出さず、注射筒のみ出す。

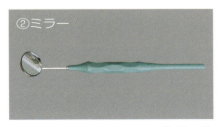

②ミラー
術野を直視できないときに使用。筋鉤などで牽引できない部分をミラーで牽引したり、下顎の処置の場合は舌の排除にも用いる。

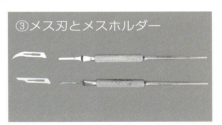

③メス刃とメスホルダー
一般的にNo.15の刃を使用することが多いが、部位により届かないこともあるため、No.12も用意する。ただし術者の指示に従って準備する。

■一般的な外科器具の準備■

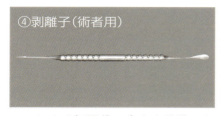

④剥離子(術者用)

メスによる切開後に歯肉を骨膜から剥がす際に使用する。両サイドで剥離できるようになっている。

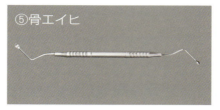

⑤骨エイヒ

肉芽組織の除去に使用。細部には小さいものを、範囲が広い場合には大きいものを用いるため、大・小の両方を用意するときもある。

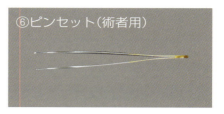

⑥ピンセット(術者用)

切開時や縫合時などに、歯肉を把持する目的で使用する。鉤がついているもの(有鉤)、ついていないもの(無鉤)がある。

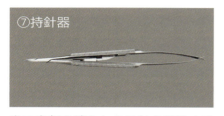

⑦持針器

糸で患部を縫うときに針を把持する器具。写真に示したカストロビージョ持針器やヘガールの持針器などがある。縫合範囲が広いときは、カストロビージョ持針器が用いられる傾向がある。より細い針と糸で縫う場合は、専用の持針器が必要となる。

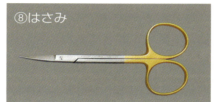

⑧はさみ

縫合時に糸を切るはさみ。歯肉用には、歯肉ばさみがある。

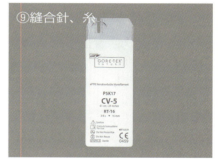

⑨縫合針、糸

切開した部分を縫合するために使用する針と糸。それぞれに数種類の太さがある。術者の好みによって、使い分ける場合がある。

■術者・直接介助者用の器具

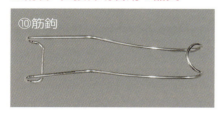

⑩筋鉤

頬粘膜の排除を行うときに使用する。

ポイント!
術者が排除しながら持針器を使用しているときは、術者は歯肉を把持することができません。そこで直接介助者がピンセットを使って歯肉を把持し、縫合が容易にできるようサポートします。

ポイント!
術者が縫合時に舌側や口蓋側の視野の確保ができない場合があります。そこで直接介助者が針の出る位置を予測して剥離子で歯肉を押さえ、針が貫通しやすいようサポートします。

■直接介助者用の器具

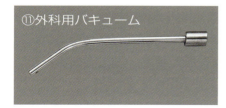

⑪外科用バキューム

血液や唾液の吸引用。2本用意し、血液用と唾液用に分ける場合もある。

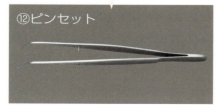

⑫ピンセット

ガーゼで止血するときや、縫合糸を術者に渡すとき、縫合時の介助で歯肉を把持するときなどに直接介助者が使用する。

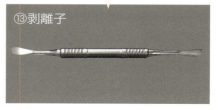

⑬剥離子

ミラーで歯肉、粘膜を排除しにくい場合や歯肉を排除するときなどに、直接介助者が剥離子を用いる。

一般的な外科器具の準備

■直接介助者における外科器具使用時の注意点■

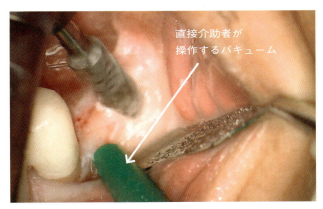

ドリリング時は、骨火傷を防ぐために骨とバー先端を注水によって冷却するが、外科用バキュームをバーに近づけすぎないことがポイント。

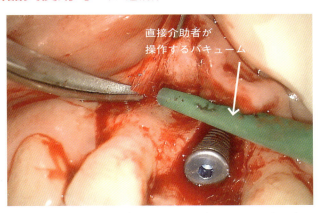

減張切開時は、歯肉ばさみやメスで切開していく。その際に器具の先端や刃に外科用バキュームがあたらないように血液を吸引する。器具に触れると、メス刃は切れ味がおち、歯肉ばさみは切る位置がずれることがある。

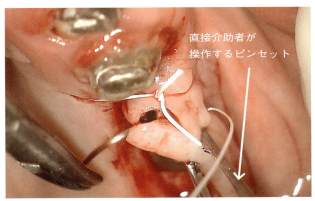

術者が縫合をしているときは、針が歯肉を貫通しやすいようにピンセットで歯肉を軽く把持する。そうすることで縫合がスムーズに進み、患者さんへの負担も軽減できる。

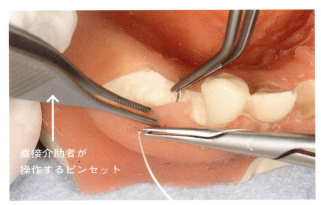

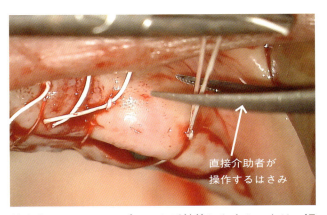

縫合糸によっては、プラークが付着しやすかったり、短く切ることによってチクチクと粘膜にあたる可能性があるため、縫合糸を切るときは長すぎず、短かすぎない1cm程度でカットをする（術者に確認する）。

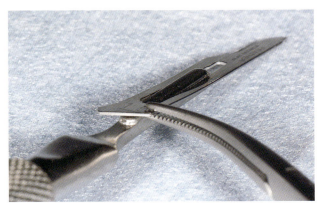

メス刃の着脱は、ペアンなどを用いて慎重に行う。写真のようにしっかりと把持し、着脱を行う。このときに、決してマイクロ用の持針器やカストロビージョなど先端が繊細な器具で着脱を行わないことが大切。

Part1 インプラント治療のアシスタントワークからメインテナンスまで

14 術中の注意点

山口千緒里／ブローネマルク・オッセオインテグレイション・センター　歯科衛生士

◎術中の注意点における意義

手術が安全に行われるためには、術中の患者さんの管理と、円滑な手術の進行が挙げられます。術中、ドレーピング使用により目視できない患者さんの変化を、自動測定の生体情報モニタ装着によって把握、管理します。術者と直接介助者および間接介助者の役割分担を確認して十分なコミュニケーションをとり、使用器材や、入室前の患者さんの情報を共有することで、誤操作を回避し円滑な進行を図ります。

■術中の患者さんへの注意点■

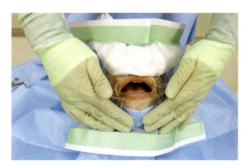

術中はドレーピングによって患者さんの状態を目視できないため、自動測定の生体情報モニタを装着して把握、管理する。鎮静麻酔を行わない場合、ドレーピング下の患者さんは耳からの情報に敏感になるため、不用意な雑談、器具の落下、患者さんを不安にさせる発言は控えなければならない。

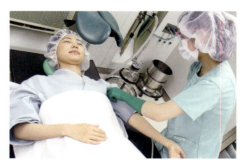

血圧、脈拍数、心拍数、動脈血酸素飽和度、RPP（Rate Pressure Product）を測定し患者さんの変化を随時確認する。局所麻酔の前後など異常がないかを必ず確認し、モニタは術者が見やすい位置に設置する（患者の許可を得て写真撮影）。

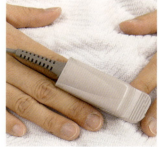

患者さんがマニュキアをしている場合、パルスオキシメーターの測定値に誤差が生じるおそれがある。事前にマニュキア使用を控えていただくよう伝えておく。

14 術中の注意点

◎術中の注意点における目的

①インプラント表面には最初に患者自身の血液タンパクを付着させる。異物で汚染させることがないように注意する
②鋭利な器具を使用するため、針刺し事故に注意する
③小さな器具を使用するため、誤飲防止に努める
④形成時はオーバーヒートを防止するため、滅菌生理食塩水による十分な冷却を行う

■器具の受け渡しの注意点■

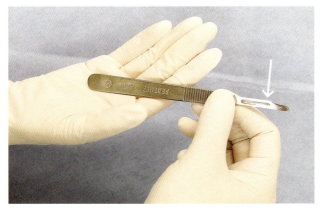

メスの受け渡しは、術者に声かけを行い、確実に行う。術者、介助者双方が刃部に接触しないように受け渡す。患者さんの顔、身体の上での受け渡しはしない。術者は使用後、中間受け渡しゾーンに返却することで、接触による事故の発生を軽減できる。

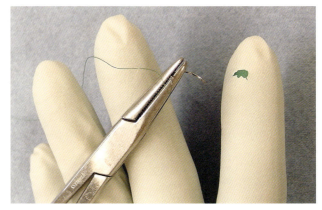

縫合針や、局所麻酔用の注射針によって針刺し事故を起こさないように取り扱いには注意する。滅菌手袋を2重に装着することで針刺し事故防止につながる。

インプラント体の表面には、最初に患者さん自身の血液タンパクを付着させたい。たとえ滅菌が施されていてもガーゼやグローブ、患者さんの口唇などに接触させることがないように取り扱いには十分に注意する。

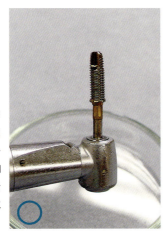
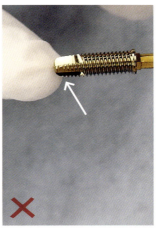
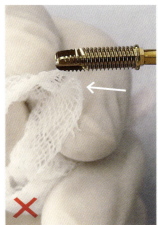

Part1　インプラント治療のアシスタントワークからメインテナンスまで

■器具の管理における注意点■

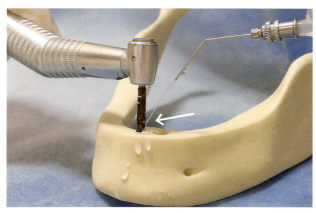

骨形成時には、オーバーヒートを防止するため、滅菌生理食塩水による冷却が必要となる。形成バーの先端がもっとも加熱されるため、注水は形成窩の入り口に向かって行う。

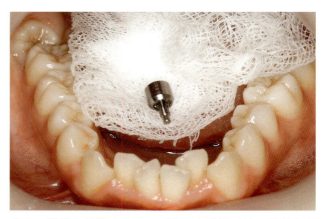

小さい器具を使用するインプラント手術では、患者さんに声かけの後、滅菌ガーゼの小片を口腔内に設置することで誤飲防止につながる。

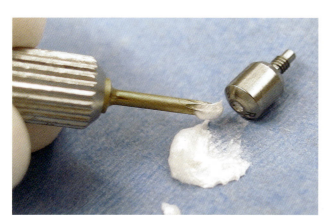
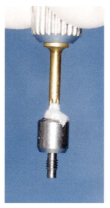

ドライバーの先端部に抗菌薬などのペーストを置き、落下防止の一助とする。

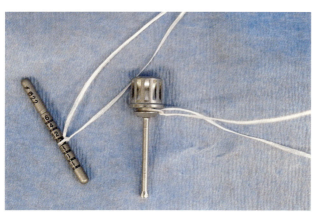

小器具には、誤飲防止用の滅菌糸をあらかじめ巻いておく。

器具の管理における注意点

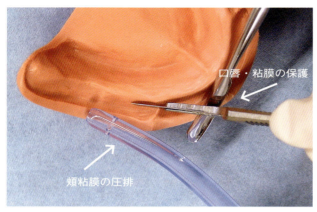

メス使用時には、サクションのチップや器具を用いて、舌・粘膜および口唇の圧排、保護を行う。メスの進行方向に器具を設置することで接触事故防止を図る。

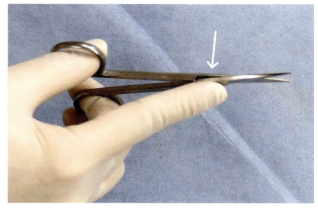

接触事故を防止し安全に操作するために、はさみは人差し指で固定しながら把持する。

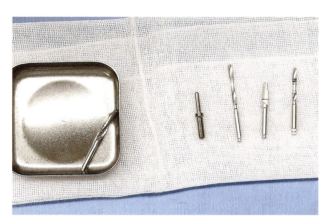

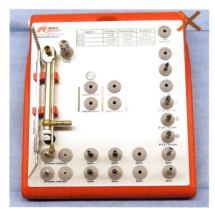

使ったものを戻してはいけません！

口腔内で使用した形成バーは、インプラント小器具格納容器内には戻さずに、表面の血液を拭き取った後、ステンレス容器またはガラス・シャーレに保管するか、次の形成に備えて滅菌生理食塩水で加湿した滅菌ガーゼの上に使用する順に並べて保管する。血液が付着した状態でインプラント小器具格納容器内に戻すことは容器内の汚染につながり、洗浄が困難であるため注意する。

Part1 インプラント治療のアシスタントワークからメインテナンスまで

15 術直後の患者さんへの対応——医療サイド編

中島　康／なかじま歯科医院・歯科医師

◎術直後の患者さんへの対応（医療サイド）の意義

インプラント手術後にオッセオインテグレーションが達成するまでの間、適切に管理していくことが重要です。通常、インプラント周囲の軟組織が成熟するまで6週間、また骨と統合するまで2ヵ月ほどかかります。この期間ではインプラントが安静にされていることが重要です。特に術後2～4週間は、インプラント周囲の骨が一部吸収しながら生着する状態になり、もっともインプラントの安定性が下がる時期になります。その際、過剰な力がインプラントにかからないように配慮することが成功のカギになります。

■抜糸までの管理■

この期間は患者さん自身によるプラークコントロールができないため、洗口剤等で対応し、専門的な洗浄を行います。骨増生をともなわないスタンダードなインプラント手術であれば、抗菌薬は投与せず、鎮痛剤のみで対応することが多いです。

問題がなければ術後1日後と1週間後に来院してもらいます。縫合糸があるためにブラッシングができないので、隣接歯と縫合糸に蓄積したプラークの除去を行います。その際、創面を覆っている血餅をゴシゴシこすらないようにやさしく清掃します。

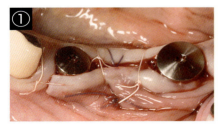
①1回法によるインプラント埋入手術直後。

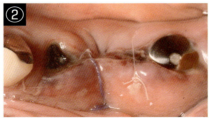
②術後1週間の状態。露出しているヒーリングキャップと隣接歯、縫合糸に付着しているプラークをやさしく綿花で除去する。

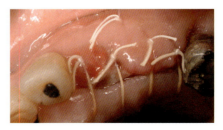
2回法によるインプラント埋入手術1週間後の状態。インプラントは露出していないので、隣接歯と縫合糸を優しく清掃する。

■予想される術後の合併症の説明■

術後の合併症として疼痛や腫脹、血腫が挙げられます。患者さんは大変不安に感じていることがあるので、適切に対応することで安心します。外科処置に合併症はつきものですが、通常疼痛はその当日、腫脹は2日後がピークになります。血腫は術後1～2週間で消退しますので、その旨を術前に伝えておくことが重要です。

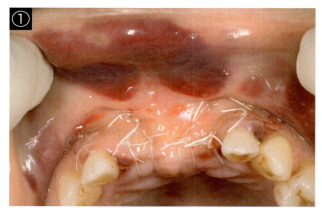

①GBRの術後1週間の口腔内の状態。腫脹と血腫が認められる。

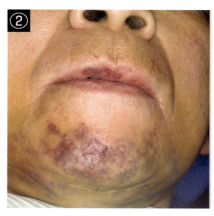

②GBRの術後1週間の顔貌所見。腫脹と血腫が認められるが、1～2週間ほどで消退する。

■抜糸後のプラークコントロール■

術後1週間：抜糸を行います。その後は、軟組織は幼若な状態なので、毛先の軟らかいケアブラシ等でやさしく露出インプラント部を清掃してもらいます。

術後2週間：状況によって通常の硬さのブラシを使用します。タフトブラシはインプラント部をピンポイントで清掃することができるので便利です。

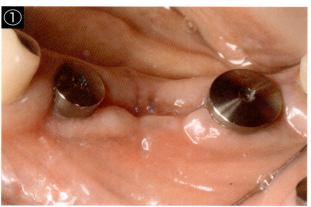

①抜糸した状態。抜糸後からケアブラシで口腔清掃を開始してもらう（48ページ①②と同症例）。

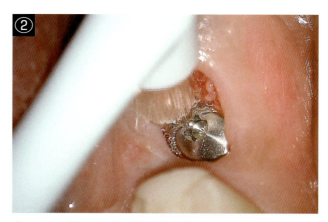

②タフトブラシを使用してもらう。

■経過観察■

術後8週間までの間は1～2週間に1度の割合で経過観察します。術後2～4週はインプラントがもっとも安定しない時期なので、インプラントも動揺が生じていないか確認します。くれぐれもやさしく触診してください。もしヒーリングキャップが動いているようであれば、インプラントの脱落を疑い、エックス線写真を撮影します。しかしインプラントはしっかりしていてヒーリングキャップが緩んでいるだけのこともあります。その際はインプラント内部をていねいに水洗し、再度ヒーリングキャップを装着します。

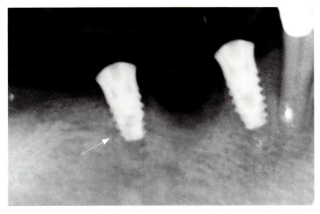

インプラント埋入後、義歯による負荷がかかった状態。インプラント周囲にエックス線透過像が認められる。

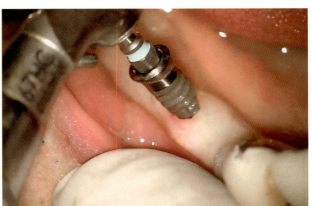

インプラントは動揺していたため除去した。動揺したインプラントは除去するしかない。

■暫間義歯や補綴物装着について■

インプラントを安静にするためには、できれば義歯の装着をしないことが望ましいですが、必要な場合は、義歯の内面を削除して咀嚼時にインプラントに接しないようにすることが大事です。テンポラリーレストレーションを行う場合も同じで、クラウンの基底部から創面まで距離を取ることが大切です。

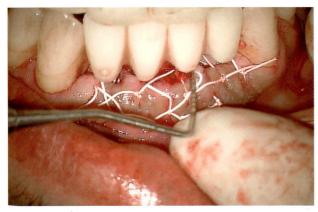

義歯を術後装着する場合は、基底部を十分に削除する必要がある。

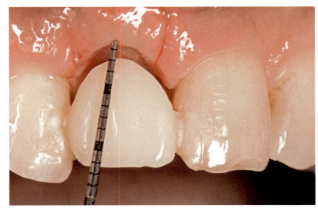

テンポラリーレストレーションも同様に基底部を削除する。

Part1 インプラント治療のアシスタントワークからメインテナンスまで

16 術直後の患者さんへの対応——患者サイド編

山口千緒里／ブローネマルク・オッセオインテグレイション・センター　歯科衛生士

◎術直後の患者さんへの対応（患者サイド）の意義

インプラントを長期間ご使用いただくために術後の治癒期間は、患者さんにとって大切な期間です。この期間に、誤った対応により術後感染を起こし、インテグレーションを得られない場合があります。術後は確実な止血を行い、口腔内を清潔に保ち、術野へ不用意な力が加わらないように細心の注意が必要となります。疼痛、出血、腫脹、皮下出血など術後起こり得る症状は、その対応方法と共に、術前から患者さんに説明が必要です。

■術直後に患者さんに行っていただく口腔内管理■

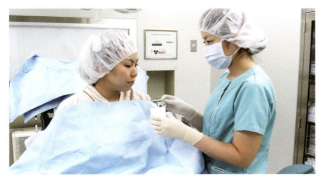

術前に鎮痛剤の服用がない場合には、術後に服用いただく。なお伝達麻酔を施している方は、口腔内に錠剤の残留がないか確認を行う。その後、滅菌生理食塩水で軽くすすいでもらい、止血のために、滅菌生理食塩水で加湿した滅菌ガーゼをロール状にして最大開口位になるよう十分な圧迫を行う。創面の直上には軟らかいガーゼを1枚置き、創面の裂開を防止する（患者の許可を得て写真撮影）。

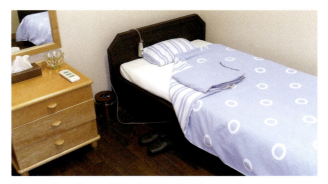

約1時間の休息の後、止血を確認する。バイタルサインの測定を行い、来院時の値と同等であることを確認する。場合によっては止血、休息を延長し値が安定した後に、術者の許可を得られてからご帰宅いただく。

> ## ◎術直後の患者さんへの対応（患者サイド）の目的
> ①術後の注意、服用については必ず口頭と書面で説明を行う
> ②治癒期間中の栄養管理にも留意いただく
> ③不安に感じることがあれば、すぐに連絡していただく。そのための緊急連絡先を明記する

■術直後の患者さんに伝えること■

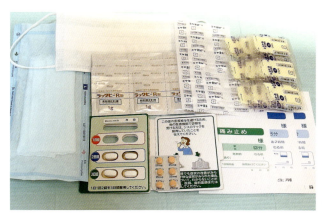

術後の注意および投薬の説明を、口頭と書面で行う。疼痛、腫脹、出血、皮下出血など術後起こり得る症状と、その対応方法について必ず患者さんに説明する。不安に感じることがあれば、すぐに連絡していただく。そのための緊急連絡先を明記しておく（次ページ参照）。

■術直後の患者さんに伝える禁止事項■

○ 強いうがい（術後の再出血を防止するため）
○ 手術当日の飲酒
○ 手術当日の長時間の入浴
○ 手術当日の激しい運動
○ 刺激の強い含嗽剤や歯磨剤の使用（念のため3日程度控えてもらう。創面への迷入防止のため）
○ 創面への不用意な加圧、未調整の義歯の使用（治癒期間中は術野へ不適切な力が及ばないようにするため）
○ 電動歯ブラシの使用（治癒期間中）
○ 喫煙（術前からの禁煙指導は、術後も継続して行う）

術直後に患者さんに、口頭と書面で伝える。理由も伝えるとよい。

術直後の患者さんへの対応──患者サイド編

■術直後の患者さんにお渡しする資料の一例■

インプラント埋入手術後の注意事項

1. 埋め込んだインプラントに、食物や義歯によって力が加わることは避けて下さい。
   ★インプラントが骨と結合するのに、上顎は約6カ月、下顎は約3カ月の期間が必要です。特に手術後の約2週間は、大事な時期となります。
   この期間中、傷口部分で硬いものを噛まないよう、注意しながら召しあがってください。栄養は、しっかりと摂取して下さい。
2. 鎮痛剤以外のお渡ししたお薬は、決められた時間と日数を必ず服用して下さい。
3. 手術当日はアルコールをお控え下さい。お煙草は、術後一定期間、禁煙を心がけて下さい。 ＊出血しやすくなったり、治癒に悪い影響を与える場合があります。
4. 手術当日は、ジョギング・水泳などの激しい運動は避けて下さい。
   手術当日の長時間の入浴は好ましくありませんが、シャワー程度は問題ありません。サウナは3～4日程度、避けていただいた方が良いでしょう。
5. 手術当夜は、多少、高めの枕をお使い下さい。腫れを少なくするために有効です。熱っぽく感じる時は、口の周囲の皮膚を濡れタオルなどで軽く冷やしていただいても結構です（アイスノン等を直接、当てることは避けて下さい）。腫れが著しい場合には、下唇に軽い麻痺が出ることもありますが、普通は2週間ほどで消失します。
6. 唾液が少し赤くなる位の出血は普通です。*強い洗口は再出血の原因となります。*傷口から絶えず出血するようでしたら、ガーゼをロール状にして30分程度咬んでいて下さい。個人差がありますが、手術を受けた部分に近い皮膚面に皮下出血がみられることがあります。これは10日～2週間で必ず消失します。
7. 上顎にインプラントを応用した場合には、当日、あるいは翌日に軽い鼻出血があることもあります。10日程度は強く鼻をかむのを避けて下さい。
8. 殺菌作用のあるうがい薬などは、使用しないで下さい。術後2日間は歯磨きペーストのご使用を避けて下さい。歯磨きはブラシが傷口にあたらないように行なって下さい。電動歯ブラシおよびウォーターピックをご使用の場合には、歯科衛生士にご相談下さい。
9. 手術を受けられた部分に関する疑問、あるいは不快な症状がみられた場合には、ご遠慮なくご連絡下さい。

通常連絡先　TEL　03-5275-5766　　FAX　03-5275-5767
　　　　　　ブローネマルク・オッセオインテグレイション・センター
夜間休日連絡先　TEL　03-☆☆☆☆-☆☆☆☆

140715 改訂

インプラント埋入後の治癒期間について：私どもでは科学的実績を尊重して従来からの治癒期間を設けておりますが、最近では短くする施設もあります。

Part1 インプラント治療のアシスタントワークからメインテナンスまで

■術直後の患者さんにお渡しする資料の一例■

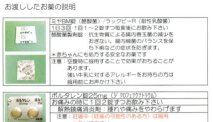
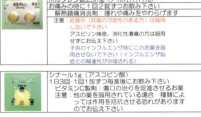

処方内容にかんしては、歯科医師により異なるため、指示のもと資料を作成しお渡しする。

■術直後の患者さんに家庭で実施していただくこと■

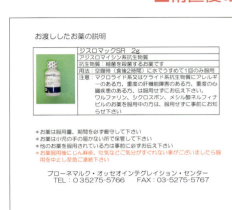
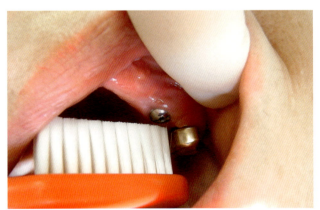

創面の清掃は抜糸後より開始していただく。軟毛ブラシ（P.H.B.RX ウルトラスウェーブブラシ）を用いてアバットメント上面に付着したプラークを除去する。粘膜の治癒過程であるため、創面への過度なブラッシングはしないように注意を促す。

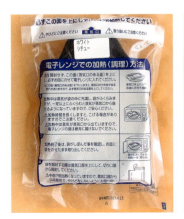
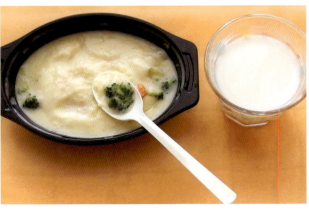

術後は、バランスの良い栄養摂取が求められる。術野に負担のかからない食形態のもので、骨や粘膜の再生に必要な、タンパク質、カルシウム、ビタミンなどの栄養素の摂取に努めていただく。市販の介護食（摂食支援やわらか食ふわふわグルメ：モリタ）等を紹介することは、患者さんの調理負担の軽減となる。

Part1 インプラント治療のアシスタントワークからメインテナンスまで

17 術後の外科器具の管理・保管

柏井伸子／有限会社ハグクリエイション社長、歯科衛生士

◎術後の外科器具の管理・保管の意義

観血処置後の器具・器材は、生理食塩水中の塩分や血液によるピット（小さな穿孔）や腐食の発生防止のために、できる限り速やかに処理しなければなりません。ただしアシスタントにとっては、術中介助時よりもこの器材処理時の方が、怪我による感染のリスクが高くなります。患者さんの術後ケアや次の患者さんのアポイントがどうしても気になり、器材で手を切ってしまったり、洗浄中にはねた汚水がかかってしまったりというハッとする経験をされた方も多いでしょう。チーム全員で役割分担を行い、安全・確実な器材処理を心がけましょう。

■術後の外科器具の管理・保管にあたって■

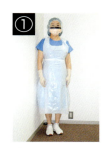 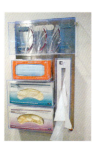

①個人防護具を使用する。キャップ、グローブ、ゴーグルもしくはフェイスシールドつきのマスク、ビニールエプロン（布製でないもの）を装着し、身体を防護する。防護具はセットで市販されているものもある。器材落下による損傷防止から、つま先の露出しているナースサンダルよりシューズタイプの方が良い。

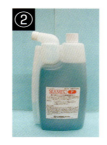

②汚染物質を確実かつ短時間で洗浄するために、タンパク質分解酵素入りの洗剤（シーメスP）が有効。ただし酵素の特性を考慮し、濃度・酵素が活性化する温度・浸漬時間は、製造者指定の内容を遵守する。

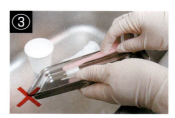
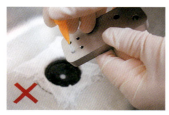

③歯ブラシ、スポンジ（フィラメントのついていない部分）、歯間ブラシ等を用いる場合は、指定濃度に希釈した洗剤を使用し、液中で傷をつけず飛沫が発生しないように洗浄する。

◎術後の外科器具の管理・保管の目的

①血液、唾液、微生物等で汚染された器具・器材の識別による感染管理
②ピンセット、剥離子、メスホルダー、持針器など鋼製小物へのピット（穿孔）や腐食の発生防止
③滅菌・乾燥による適切な保管。湿度の影響による嫌気性菌再付着を防ぎ、適切に管理する

■ハンドピースの処理■

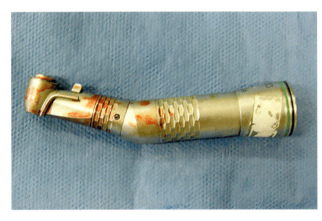

骨形成に使用したハンドピースは、縫合開始と同時に間接介助者により処理されることが好ましい。アングルヘッド（頭部）とシャンク（本体）を分解し、洗剤を使用した洗浄→乾燥→注油→油切り→包装→滅菌を行う。

■パーツ器材の処理■

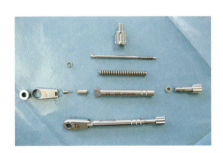 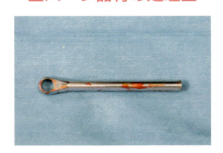 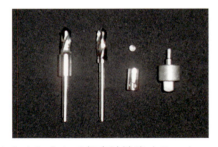

複数のパーツからできている器材は細部まで分解し、ガラス製ビーカーに洗剤とともに入れて超音波洗浄する。キャビテーション発生により洗浄効果を得るので[1]、ガーゼで包んだり、騒音防止のために超音波洗浄器の底部にゴム製のシートなどは使用したりしない。

■超音波洗浄の効果実験■

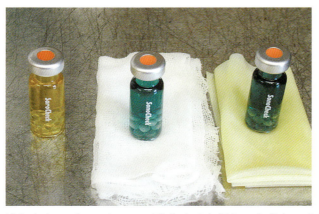
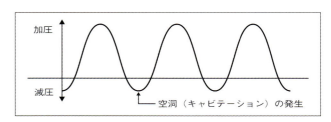

適切なキャビテーションが発生すると緑色から黄色に変色する試験体を使用。そのまま洗浄器に入れると黄色に変化するが、ガーゼやラバーで包むと変化しない。

■ウォッシャーディスインフェクターの使用■

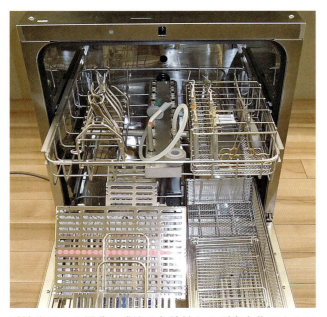

手洗浄による怪我や感染の危険性および省力化のために開発された、医療用洗浄消毒器。器材を傷めないようにタンパク質分解酵素入りの中性洗剤で洗浄し、最終すすぎを90度以上の熱水で処理することにより、グルタラール製剤の使用と同レベルの消毒が可能になる。

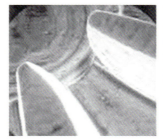 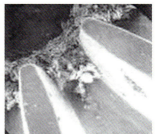

手洗浄ではハンドピース内部の汚染箇所へのアプローチは不可能であり、洗剤およびジェット水流で物理的に洗浄しないとbioburden（微生物の塊）が形成され、次の患者さんの口腔内に放出される危険性がある。写真右側は、ハンドピース内部の汚染を示している。

Part1 インプラント治療のアシスタントワークからメインテナンスまで

18 メインテナンスプログラム(総論)

前田千絵／フリーランス・歯科衛生士

　インプラント治療の最終的なゴールは、患者さんの人生最期まで、インプラントが健全な状態で維持・機能することです。しかし、インプラント治療が終了してから、合併症によりそれが困難になることもあります。そこで合併症を未然に防ぐためにカギとなるのが、定期的なメインテナンスです。

　合併症は、「機械的合併症」と「生物学的合併症」に分類されます。機械的合併症とは、インプラント体や上部構造のトラブルです。一方、生物学的合併症は、インプラント周囲組織の炎症、主にインプラント周囲病変です。

　合併症には、なりやすいリスクがいくつかあります。下の表にも示しているように、機械的合併症のリスクに力が関与しているため、咬合力が強いケースやブラキサーの患者さんは特に注意が必要です。

　また、生物学的合併症は口腔内細菌が関与していると考えられているため、セルフケアの徹底が重要です。メインテナンスでは、患者さんがそもそもなぜインプラント治療に至ったのか、そしてどのような治療経過をたどったのか十分に把握したうえでプログラムを設定します。歯を失った理由によっては合併症のリスクを最初から抱えているからです。

　後述する診査項目を定期的に記録しモニタリングすることで、変化に合わせた適切なプログラムへと変更していきます。患者さん個人の持つリスクに合わせたオーダーメイドなメインテナンスプログラムを実施することが求められます。

■インプラント治療終了後の合併症リスク■

- ○強い咬合力
- ○ブラキシズム
- ○歯周病の既往歴。特に侵襲性歯周炎既往歴
- ○残存天然歯のコントロールされていない歯周病
- ○不良なプラークコントロール
- ○インプラント部位の不十分な角化粘膜・骨量、近接したインプラント
- ○清掃困難な補綴設計
- ○喫煙習慣
- ○糖尿病など感染への閾値が低下する全身疾患
- ○ドライマウスなど加齢にともなう口腔内環境の変化
- ○患者さんのモチベーションの低下
- ○取り残された余剰セメント
- など

(参考文献1〜4より引用改変)

18 メインテナンスプログラム（総論）

◎メインテナンスプログラムの目的

①合併症を未然に防ぎ、患者さんの人生最期まで健全なインプラントが機能すること
②セルフケアおよびメインテナンス来院の動機づけ

■メインテナンスプログラム・診査■

一般的な診査項目がありますが、ここでは特に臨床で注意すべきポイントに絞って列挙します。詳細は62ページ診査編にて述べられます。なお、これらの診査の基本情報の採得は、目安として最終補綴物装着1ヵ月後をベースラインと設定し、定期的にエックス線写真や口腔内写真、インプラント周囲組織の情報を記録しておきます。ベースラインと比較し変化を見極めます。

問診：「変化や違和感などがないか？」という質問に対する患者さんの言葉を、どれだけくみ取れるかが重要です。インプラント部の痛み・違和感・周囲粘膜からの出血等を訴えられる場合は、必ず何かのトラブルが起こっていると疑い、他の診査項目を丹念に行います。また、全身疾患や服薬の状況に変化がないか確認します。

視診：肉眼で広域を観察し、さらに拡大鏡やマイクロスコープを用いて拡大して観察することが望ましいです。咬合力が強い患者さんなどは、特に上部構造物の破折等に変化がないか気をつけます。
プラークや歯石が存在する場合は、セルフケアを見直す必要もあります。
インプラント周囲粘膜の発赤・腫脹・フィステルなどの存在は、インプラント周囲粘膜縁下でトラブルが起こっていることのサインです。

触診：問診や視診で得られた情報から、トラブルを疑われる部位は特に念入りに調べていきます。インプラント周囲粘膜を指で圧迫し、排膿や浸出液の有無を診ます。また上部構造物のスクリューが緩むこともあります。動揺したり、エアーをかけると異臭がするのでそれらを見逃さないようにします。

プロービング診査：軽圧（約0.15〜0.25N）[5]にて少なくとも年に1回は行います。他の診査項目で変化がある場合も行います。上部構造の形態によっては、天然歯と同じようにプロービング測定を行うことが困難な場合もあります。しかしプロービングは、ベースラインと比較した値の変化、出血、インプラント周囲粘膜の抵抗性を見るのに有効です。

エックス線写真診査：各診査から病変の臨床的兆候が認められた場合、エックス線写真診査で骨とインプラントの関係を確認します。ベースラインや以前の診査との変化を比較します。また、定期的に変化がないかを確認することも大切です。変化を見極めるためには、規格性のあるエックス線写真を記録することが必要です。

■メインテナンスプログラム・診査：ケース1■

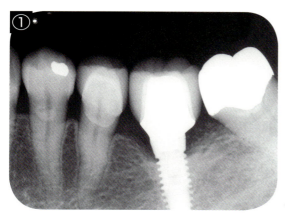

①最終補綴物装着後（ベースライン）。

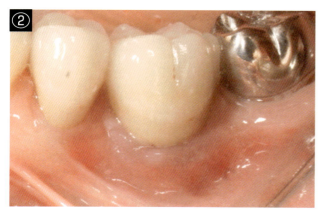 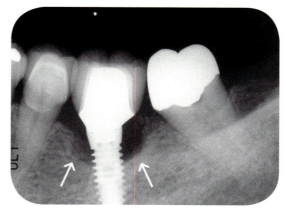

②インプラント周囲粘膜の発赤・腫脹・違和感を訴える。インプラント周囲粘膜の炎症とともに角化粘膜の喪失がみられる。エックス線写真にてインプラント周囲にすり鉢状の骨吸収を認める。インプラント周囲炎と診断される。

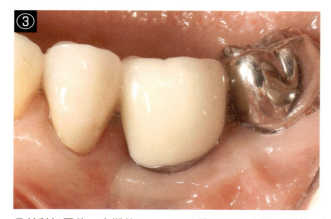 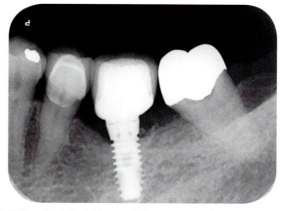

③外科処置後、定期的にエックス線写真にて経過観察。角化粘膜の形成術を施し、安定したインプラント周囲組織を獲得できた。

メインテナンスプログラム（総論） 18

■メインテナンスプログラム・診査：ケース2■

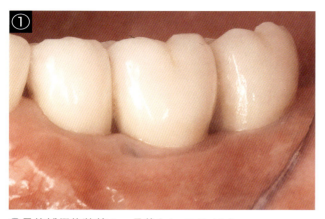
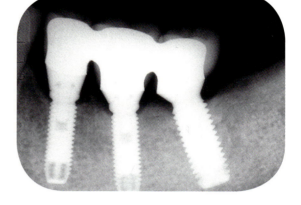

①最終補綴物装着1ヵ月後（ベースライン）。

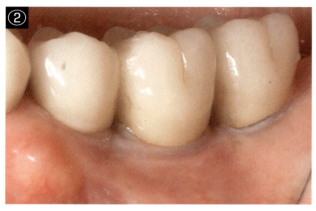
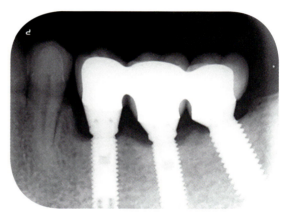

②14年後。ベースラインと比べ若干の骨吸収はみられるが、安定している。なお、最初の1年で1〜1.5mm程度、その後は1年で約0.1mm程度吸収するといわれている[6]。これをソーサリゼーションという。

■メインテナンスプログラム・セルフケア指導■

　インプラント周囲病変には口腔内細菌が関与していると考えられているため、セルフケアを確立しておくことが1番重要な予防となります。プラークコントロールの変化が比較ができるようプラークインデックスを記録し、患者さんに適した清掃用具の選択と指導をします。また、セルフケアの動機づけも行います。次に来院された際に清掃できているか確認し、できていない場合は再指導や時には補綴物の変更も検討します。再評価を繰り返すシステムを作りセルフケアの向上に努めます。

　補助清掃用具を使うこともありますが、道具が増えるとケアに負担を感じる患者さんがいるため、患者さんと相談しながら長期的に続けられる方法を選択します。

■メインテナンスプログラム・プロフェッショナルケア■

　セルフケアですべてをカバーすることが難しい部位に対してプロフェッショナルケアを行います。また、患者さんが気づかないことをプロの目で発見し、知らせることも大切です。

Part1 インプラント治療のアシスタントワークからメインテナンスまで

19 メインテナンスプログラム――診査編

中島　康／なかじま歯科医院・歯科医師

　インプラントを長期にわたって健康に使用してもらうには、患者さんの経過を観察することが秘訣です。つまり診査を行うことです。この診査結果で治療が必要となった場合を合併症といいます。インプラントでもっとも多いのが「インプラント周囲粘膜炎」と「インプラント周囲炎」です。この病気は、プラークが蓄積することにより発症します。

　天然歯同様、2～3週間インプラント周囲にプラークが蓄積すれば、インプラント周囲粘膜炎になります。この状態を放置すればさらに炎症は骨まで進み、インプラント周囲炎に発展します。

　健康なインプラントは、①プロービング時の出血（BOP）を認めない、②排膿を認めない、③ポケットの深さが3mmを越えない、と提唱されています。したがって診査項目は、①プラークの有無、②BOPの有無、③ポケットの深さ、④排膿の有無、⑤エックス線写真による骨吸収像の深さです。

■メインテナンス時の診査■

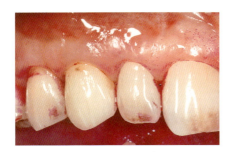

プラークの確認。インプラント周囲に存在するプラークを肉眼で見分ける。

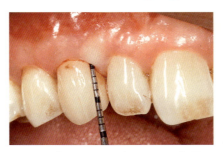

BOPの確認。インプラントの全周のサルカス内を、軽圧（0.25N）でプロービングする。出血がある場合は、炎症があると判断する。

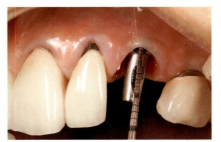

ポケットの深さの確認。健康な状態であれば3mm以下を示す。インプラントにプロービングを行う行為は悪いことではない。プロービングによる外傷は軽圧（0.25N）で行えば1週間ほどで治癒し、ポケットの深さが増えることもない。それよりも、インプラント周囲組織の状況を的確に診査することが重要である。

19 メインテナンスプログラム——診査編

◎メインテナンス時の診査の目的

①インプラント周囲組織と天然歯の歯周組織が健康かを調べる

②病的であれば、どの程度進行しているのかを調べる

③病的だった場合、診査結果は治療を決定するための資料となる

■メインテナンス時の診査■

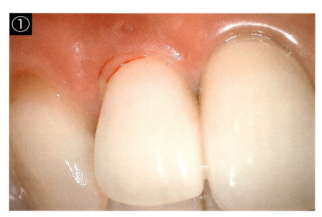 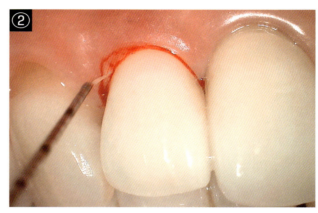

インプラント周囲組織の状態を診査するためには、ベースラインの資料が必要。インプラントの上部構造を装着した時点(ベースライン)で、ポケットの深さ、プロービングによる出血の有無を診査し、エックス線写真の撮影を行う。メインテナンス時にベースラインと比較して、どのような変化が生じているかを見る。

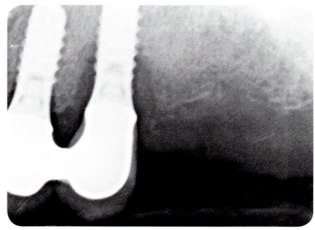

骨吸収像の深さの確認。エックス線写真は骨吸収の範囲を調べることができるが、それだけで状況を評価するのは危険。他の診査と合わせて行う。一般的に1年毎に撮影。

Part1 インプラント治療のアシスタントワークからメインテナンスまで

20 メインテナンスプログラム──セルフケア指導編

中島　康／なかじま歯科医院・歯科医師

　インプラント周囲粘膜炎は、歯肉炎とよく似ています。プラークが一定期間インプラント周囲に蓄積されると、粘膜に限局した炎症が生じ、逆にプラークを除去し続ければ、インプラント周囲粘膜炎は治癒します。その期間は、天然歯と同様に1〜3週間ほどになります。プロフェッショナルクリーニングでインプラント周囲粘膜炎を治療するのであれば、この短期間内に患者さんにプロフェッショナルケアをすればいいのですが、現実的ではありません。そのため、患者さんによるセルフケアが不可欠となります。またインプラント周囲粘膜炎からインプラント周囲炎に発展しても、まずは患者さんによる粘膜縁上のプラークコントロールから治療が始まります。プラークコントロールの方法については、天然歯同様に導入すればよいでしょう。

　メインテナンス時のセルフケア指導では、まずプラークが蓄積するとどうなるのか、また現時点でのインプラント周囲組織の評価を患者さんにお知らせします。つまり、痛い思いをして、高い金額の治療を行った大切なインプラント周囲にプラークが溜まり、それが原因でインプラント周囲から出血が起こり、ポケットが深くなり、インプラント周囲の骨が吸収していくということです。また、出血するだけならプラークコントロールにより進行を止めることができる、ということもお伝えします。

　次に、インプラント周囲だけでなく天然歯周囲のプラークを患者さんがどのように除去していくかを、患者さんと相談しながら確認していきます。歯ブラシは当然のようにどの患者さんも使用されています。せっかく使っているのなら、ちょっとした気遣いをしていただきます。インプラントおよび天然歯の歯頚部に、ブラシの毛先が確実に当たっているか、また大きなストロークで磨いていないかなどを確認します。

　歯間ブラシは、インプラントのケアでよく登場するケア用品です。2本以上のインプラントを隣接して設置する際には、インプラントとの間隙を3mm程度は確保します。これはインプラントの設置計画時に決定されることですが、この3mmの隙間は歯間ブラシをとおせる距離となります。歯間ブラシ使用にあたっては、くれぐれも乱雑に扱わずやさしく挿入し、小さくストロークするように教えてください。

　審美性が要求される前歯などのインプラントは、設置ポジションが深くなります。そのため、特に隣接面部ではさらに深い位置にインプラント頚部が存在します。こうした部分には、デンタルフロスの使用が有効です。くれぐれも歯間乳頭にダメージを与えないようにフロスを使用するよう、慎重に教えてあげてください。

◎メインテナンス時のセルフケア指導の目的

①何よりもセルフケア主体の管理が重要となるため、プロによる適切な指導が必要
②プラークコントロールによりインプラント周囲組織の健康を維持するため

歯ブラシを用いたセルフケア指導

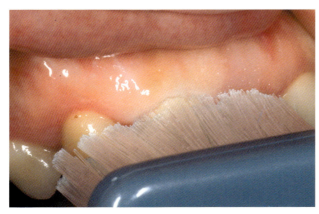

歯ブラシは、適切な圧力で確実に周囲粘膜に当たっているかを確認してもらう。その後、小さなストロークで十分な回数できているかを見る。

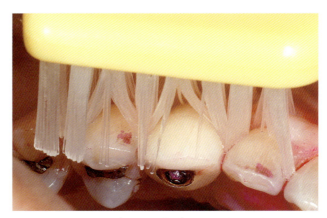

あまり圧力が弱すぎると、歯ブラシの毛先が隣接面に届いていないことがよくあり、せっかくのブラッシングがもったいない。適切な圧力であれば毛先は隣接部に届く。

歯間ブラシを用いたセルフケア指導

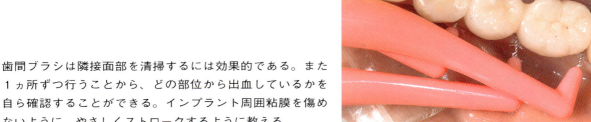

歯間ブラシは隣接面部を清掃するには効果的である。また1ヵ所ずつ行うことから、どの部位から出血しているかを自ら確認することができる。インプラント周囲粘膜を傷めないように、やさしくストロークするように教える。

■デンタルフロスを用いたセルフケア指導■

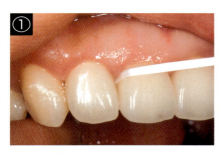

①インプラント頸部が深い場合や、審美性が要求される部位に歯間ブラシを無理に挿入すると、歯間乳頭を傷める可能性がある。そうした際には、デンタルフロスが効果的である。

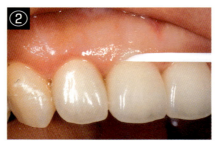

②デンタルフロスを隣接面から挿入し、ゆっくりインプラント周囲粘膜下に入れていく。このとき乱雑に行うと歯間乳頭を損傷させてしまうので、慎重に行うよう指導する。

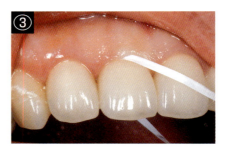

③そのままゆっくりとクラウンの周囲粘膜に沿わせると、インプラント頸部近くまで滑りながら入っていく。その後、頸部から隣接面に向けてゆっくりとフロッシングする。

■デンタルフロスを用いたセルフケア指導（1年経過後）■

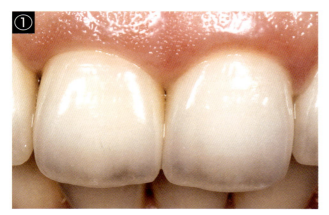

①デンタルフロスを用いてプラークコントロールをした1年後の状態。歯間乳頭に退縮は認められず、良好な審美状態を維持している。

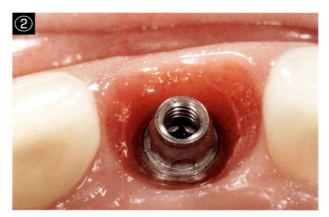

②上部構造を外しインプラント周囲粘膜を確認しても、炎症の兆候はない。

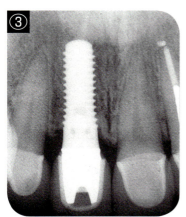

③エックス線写真からもインプラント周囲には骨吸収像が認められない。

Part1 インプラント治療のアシスタントワークからメインテナンスまで

21 メインテナンスプログラム――プロフェッショナルケア編

前田千絵／フリーランス・歯科衛生士

　重篤なインプラント周囲炎になると、インプラントの撤去に至ることもあります。原因として口腔内細菌の感染が大きく関与しています。セルフケアでプラークコントロールをすべてカバーすることは難しいため、定期的にプロフェッショナルケアを行い、インプラント周囲炎を予防していきます。

　インプラントの周囲組織は、天然歯の周囲組織と比較して特徴が異なります。そのためプロフェッショナルケアを行うにあたっては、その違いを把握しておくことが大切です。また、埋入されているインプラントの表面性状や接合部の特徴も把握しておきます。

　インプラント治療においてはまだ解明されていないことも多いです。インプンラントのメインテナンスにかかわる者は、つねに最新の情報を取り入れるようアンテナを張っておくことが望ましいと考えます。

　なお、インプラント周囲組織に炎症がある場合は、まずは非外科処置を行い、改善がみられない場合は外科処置へと進みます。インプラント周囲の骨がどの程度吸収しているかにより、歯科医師や患者さんと治療方針を検討します。

■天然歯とインプラント周囲組織の違い■

　インプラント周囲組織は、歯根膜が存在せず、血液供給において天然歯と比べて劣っていると考えられます。また、コラーゲン線維の走行も、天然歯とは異なり少ないです。このようなことから、インプラント周囲組織は天然歯と比べて抵抗力が弱く、感染しやすい特徴があり、繊細な組織であるといえます。

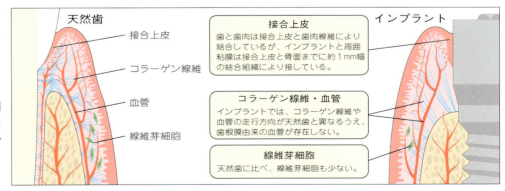

天然歯とインプラント周囲組織の違いを考慮に入れたプロフェッショナルケアが求められる（参考文献1より引用改変）。

■インプラントと補綴物の接合部や連結様式の違い■

各メーカーから多数インプラントが販売されていますが、補綴物との接合部や連結様式はさまざまです。プロービングや機械的デブライドメントではインプラント周囲粘膜縁下にインスツルメントを挿入するため、これらについても最低限おさえておくとよいでしょう。

まず補綴物とインプラントの接合部は、骨縁下と骨縁上に位置するものがあります。骨縁下であれば、昨今では「プラットフォームスイッチング」と呼ばれる連結様式を採用しているメーカーもあります。右図のように、補綴物とインプラントの境目にくぼみが存在しますので、インスツルメント挿入時に注意します。

インプラントが露出してしまった場合に備え、表面性状も知っておきましょう。表面性状には、「ラフサーフェス」(表面が凸凹している)と「マシーンサーフェス」(表面が滑沢)があります。オッセオインテグレーションが獲得されやすいことから表面が凸凹していますが、その部分が一旦露出してしまうと、プラークが付着しやすくケアが困難です。そのため歯科医師や患者さんと外科処置も検討に含め、現状を理解してもらうことが大切です。

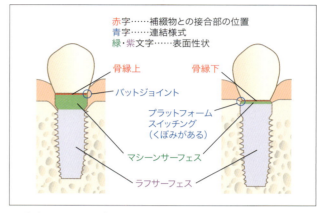

現在主流のインプラントの、補綴物との接合部や連結様式の違い。

■上部構造の形態による機械的デブライドメントの違い■

メインテナンスにおいて機械的デブライドメントの方法にはいくつかありますが、必要条件はインプラントを傷つけないことです。

対象となる上部構造には、インプラント周囲粘膜縁下の形態がストレートな形態と頬舌側や近遠心に豊隆のついた形態があります(右図)。どちらの場合もまずセルフケアで使う歯ブラシや歯間ブラシ、フロスを用いてプロフェッショナルケアにより清掃していきます。それでも付着物を除去できない場合は、プラスチックやカーボン、チタン製のハンドスケーラーや超音波スケーラーチップを選択します。筆者は主にインプラントにも使用できるパウダーを用いて、エアーポリッシャーにて対応しています。インプラント周囲粘膜縁下の洗浄も併用できます。

上部構造に豊隆がついていたり埋入深度が深く、上記インスツルメントが到達できない場合は、上部構造を外して清掃します。

プロフェッショナルケアでも清掃が困難でプラークが入り込むような形態の場合、セルフケアではなおのこと清掃が困難なため、時には上部構造の形態自体を変更することも考慮すべきです。

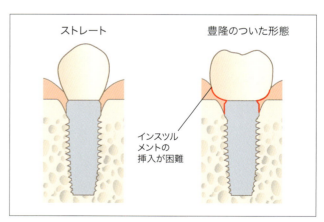

インプラント周囲粘膜縁下の上部構造の形態。

21 メインテナンスプログラム──プロフェッショナルケア編

■機械的デブライドメント■

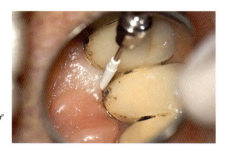

インプラントを傷つけないよう、プラスチック製の超音波スケーラー用チップ（PIチップ：EMS）にてスケーリングを行う（ミラー像）。

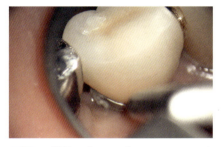

エアーポリッシャー（エアフローマスターピエゾン：EMS）によるインプラント周囲粘膜縁上のデブライドメント。粒子の細かいグリシンパウダーを使用（ミラー像）。

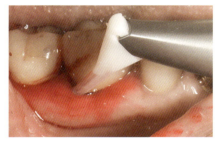

エアーポリッシャーによるデブライドメント。写真のように、現在はインプラント周囲粘膜縁下への挿入が可能なチップ（ペリオフローノズル：EMS）も販売されている。

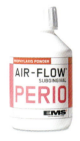

エアーポリッシャー使用の際に用いるグリシンパウダー（エアフローパウダー ペリオ：EMS）。

■リコール間隔の設定■

最終補綴物装着から1ヵ月後をベースラインと設定します。その後は、患者個人の持つリスクに応じ間隔を設定します。リスクを持つ患者さんのリコール間隔は短めが望ましいでしょう。基本的には3ヵ月に1回、リスクがない場合でも最低1年に1回のリコールが推奨されています。

リコール間隔の設定において考慮する項目

- ○ 歯周病の既往歴。特に侵襲性歯周炎既往歴
- ○ 残存天然歯の歯周疾患状況
- ○ プラーク付着（ホームケアの習熟状態）
- ○ 患者さんのモチベーション
- ○ 喫煙の習慣
- ○ 糖尿病などの全身疾患による感染への閾値低下
- ○ ドライマウスなど、加齢にともなう口腔内環境変化

など

補足　余剰セメントに要注意！

診査時だけでなく、機械的デブライドメントをしている最中にも異変がないかつねに注意深く口腔内を診ることが大切です。プラークが除去されて口腔内の状態がより鮮明になると、余剰セメントが見えてくることがあります。昨今、余剰セメントの取り残しが原因でインプラント周囲炎になっているケースが多いとの報告[2]もあります。まずは補綴物装着直後に取り残しがないか、歯科衛生士も入念に確認します。そして、毎回の機械的デブライドメント時にも注意深く診ることが大切です。

Part1 インプラント治療のアシスタントワークからメインテナンスまで

22 メインテナンス時のトラブルへの対応

中島　康／なかじま歯科医院・歯科医師

インプラントを設置した後で、何らかの治療が必要になることを合併症といいます。合併症は、「生物学的合併症」と「機械的合併症」の2つに分けられます。

1．生物学的合併症への対応

メインテナンス時に、プロービング時の出血（BOP）がなくポケットの深さが3mm以内であれば、健康な状態として様子をみていきます。しかしBOP、6mm以上のポケットがあり、排膿を示すか示さないような状態で、さらにエックス線写真で骨吸収像の徴候も認められるような場合では、プラークコントロールのみでは改善しません。このような状態が生物学的合併症のインプラント周囲炎であり、プラークコントロールの強化や抗菌薬の投与、外科処置といった対応が必要になってきます。

ここで注意しなければならないのは、プラークコントロールを行わずに抗菌薬をただ投与しても何の効果もないということです。プラークコントロールと抗菌薬の投与で効果がまだ不十分であれば、次のステップである外科処置に進みます。ただし、インプラント周囲炎が抑制されるまでは開始できません。つまり、BOPが最初の頃よりも改善し、排膿が減少し、ポケットの深さが減少してからです。ここまでは歯科衛生士が大きな役割を担っているといえます。

■生物学的合併症への対応：ケース１■

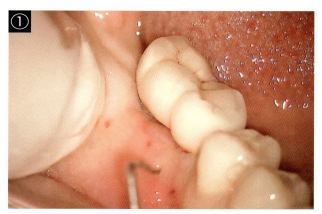

①他院で6⏌にインプラント治療を受けた患者さん。インプラントに違和感があるとのことで来院。プロービング時に出血。インプラント周囲の角化粘膜が欠如しているため、歯磨き時に痛みがでるとのことであった。

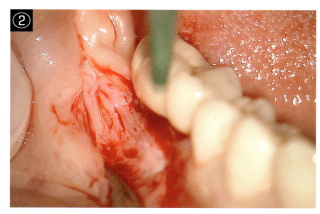

②インプラント頬側の粘膜弁を形成する。

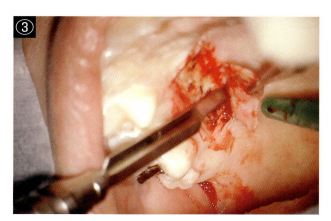

③口蓋より角化粘膜を採取する。

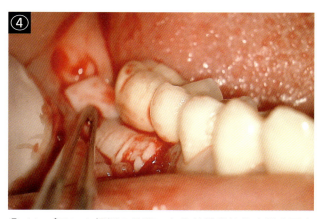

④インプラント頬側の骨膜に角化粘膜移植片を縫合固定する。

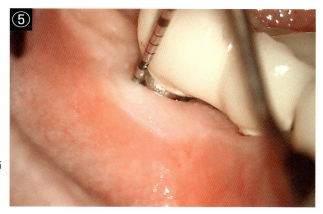

⑤術後３年の状態。インプラント周囲には十分な量の角化粘膜が生着し、患者さんもブラッシングが容易になったとのこと。インプラント周囲にも炎症を認めない。

■生物学的合併症への対応：ケース2■

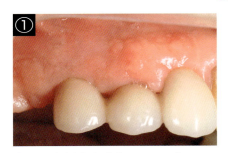

①上顎右側小臼歯部のインプラントに違和感があると来院。この患者さんは仕事が忙しいため、あまりメインテナンスには応じてもらえていなかった。視診ではあまり問題ないように見える。

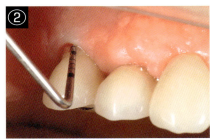

②診査時にBOPがみられ、ポケットが8mmあった。患者さんにその点を伝えると、今までの管理不足を理解された。ここでは患者さんを戒めるのではなく、患者さん自身の問題であることをよく理解していただき、医療サイドはサポートするという関係を再度お伝えすることが大切。その後、急速に患者さんのモチベーションは向上した。

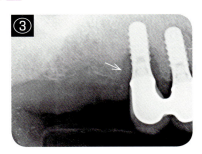

③骨吸収の範囲を診断するためにエックス線写真を撮影。インプラント周囲に大きなクレーター状の骨吸収が認められる。プラークコントロールを行い、出血とポケットの深さが改善した後に、外科処置を行う予定。

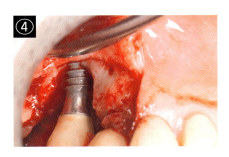

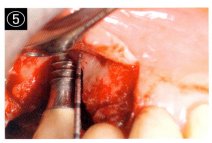

④外科処置時。インプラントの周囲骨は半分ほどなくなっている。エックス線写真で見たとき以上に大きく見える。エックス線写真の特徴として、実際の骨吸収よりも比較的少なく見えることが挙げられる。

⑤骨吸収の底からインプラント頸部までの距離が10mmある。ポケットを測定した値よりも、軟組織の付着分だけさらに骨吸収は深くなる。インプラント表面を生理食塩水で徹底的に洗浄し、周囲の軟組織も除去した。

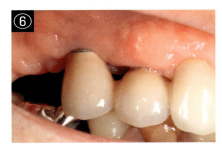

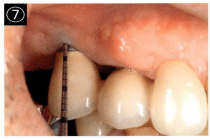

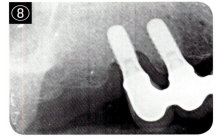

⑥術後6ヵ月。軟組織は退縮したが、患者さんのプラークコントロールで良好な状態を維持している。歯間ブラシもとおりやすくなった。

⑦BOPはなく、ポケットは2mmに改善。その後、患者さんは3ヵ月おきに確実に来院されるようになった。しかし患者さんも人間なので、こちらとしては大らかな気持ちを持ち続け、見守ることが大事。なお、5年後のエックス写真（⑧）からも骨吸収は進行していない。

2．機械的合併症への対応

機械的合併症としては、以下のことが挙げられます。

①インプラントの破折
インプラントが何らかの理由で破折した場合、治療方法はインプラントの除去になります。

②アバットメント、オクルーザルスクリューの緩み
一見インプラントの上部構造が動揺しているように見えても、エックス線写真では骨吸収像が認められないことがあります。これは、ただ単に内部の部品のねじが緩んでいるだけです。一度パーツを外して、内部をきれいに洗浄し、再度パーツを締め直します。また補綴設計に問題があって緩む場合は、上部構造を再製する必要があります。

③上部構造の破折
天然歯と比べて、上部構造のポーセレンが破折することはよく報告されています。破折により噛めないというような機能的な問題があれば再製の必要がありますが、少し欠けたくらいで患者さんが気にならないものであれば、表面を研磨し様子をみていきます。

④上部構造の脱離
セメント合着した場合に、上部構造が外れてくることがあります。何らかの力によるものと考えられますので、上部構造とアバットメントの問題、咬合の問題を解決し様子をみます。

これらはインプラント治療後によく起こることです。歯ぎしり（ブラキシズム）のある患者さんは、これらの頻度が大幅に増えます。対処方法は、咬合と上部構造の問題を解決し、ナイトガードを使用してもらうということになります。また、このようなことが起こる可能性を事前に患者さんへお知らせすることが重要です。

■機械的合併症への対応：ケース１■

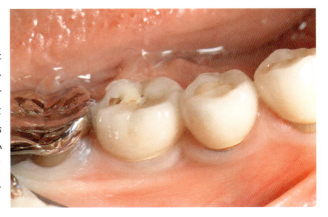

インプラント治療後、３年で咬合面のポーセレンが欠けたケース。遠心の辺縁隆線が破折している。患者さんは再製したくないとのことで、尖っている部分を研磨してメインテナンスプログラムに移行した。「今後さらに破折が大きくなるようであれば、再製しましょう」と理解してもらった。ここでお互いが大変気になることは、この治療費は誰が払うのかということである。"自費治療は一生もの"とは、すでに死語。インプラント導入時には、治療費に関して明確にお伝えすることが重要。

■機械的合併症への対応：ケース2■

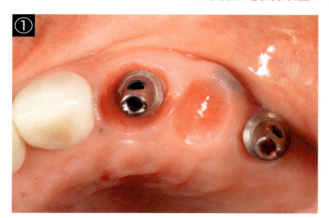

①上部構造が動揺するということで来院された患者さん。よく見るとオクルーザルスクリューが緩んでおり、インプラント周囲炎は認められなかった。しかし、アバットメントの周囲にはプラークが存在。このままスクリューを締め直すだけだと、インプラントと上部構造の隙間に大量のプラークが蓄積することになる。

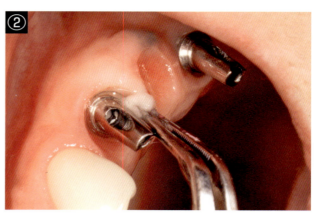

②インプラント頸部のプラークを徹底的に除去する。この場合は、綿球で擦り取った。

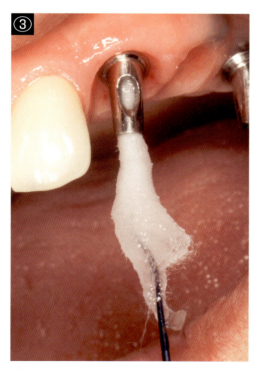

③アバットメントの構造により、内部もしっかり洗浄する。プラークの除去は機械的に取り去ることが一番である。薬液のみをシャワーのようにかけても、バイオフィルムは除去されない。

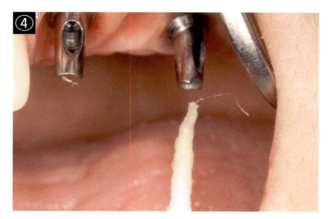

④アバットメント内部にもプラークは溜まっていた。白い綿栓を使うと色がついて確認しやすい。色がつかなくなるまで洗浄するとよい。

Part 2

インプラント手術編

Part2 インプラント手術編

23 手術の適応症

中島　康／なかじま歯科医院・歯科医師

　インプラントの予後を左右する要因として、まず十分な健康な骨が必要です。通常、インプラントの直径よりも頬側に1mm、舌側に1mmの骨が最低限必要です。つまりインプラントの直径が4mmであれば、合計6mmの骨が必要となります。骨が十分にない場合は、骨増生術を行うことでインプラントを埋入することができます。

　骨増生術には水平的骨増生や垂直的骨増生、ソケットリフト、サイナスリフトなどがあります。さらに骨があまりないがインプラントを同時に埋入できる骨増生を「同時法」、インプラントを入れることが困難でまず骨を作って、後からインプラントを埋入する骨増生を「段階法」といいます。

■ 1回法(80ページ)■

　1回法とは、インプラントを設置したのちに体の外部にインプラントが露出している状態の手術です。骨が十分にあり、審美性を重要視しない臼歯部で部分適用されます。手術を1回しかしないので、患者さんの負担も少ないです。

■ 2回法(84ページ)■

　2回法とは、インプラントを設置したのちに体の内部にインプラントが埋没している状態の手術です。治療期間が経過したら、再度インプラントを体外に出す2回目の手術が必要です。審美性を重視する部位や、骨増生を行う際に適用されます。

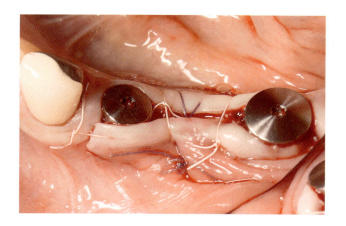
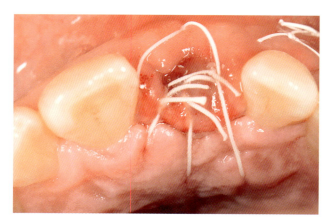

■抜歯即時埋入■

十分に骨が抜歯窩の周囲にある場合で、患者さんが1度の手術でインプラントを埋入したいときに、抜歯と同時にインプラントを埋入することがあります。これを「抜歯即時埋入」といいます。術後、抜歯窩自身の骨吸収が生じるために、あまり審美性を重視する部位には行いません。

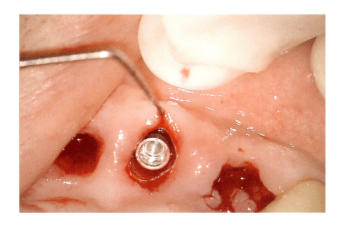

■水平的骨増生■

水平方向に骨が不十分な場合に適用されるのが水平的骨増生です。骨の量によって同時法または段階法が選択されます。通常、インプラントを埋入した後に自家骨細片や骨補填材（ハイドロキシアパタイト、β-TCP、牛骨由来コラーゲン等）を露出したインプラント部に填入し、その上から他の組織が入らないようにバリアメンブレンで被覆します。その後、閉鎖創にします。

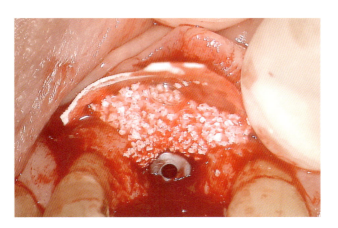

■垂直的骨増生■

垂直方向に骨が不十分な場合に適用されるのが垂直的骨増生です。骨の量によって同時法または段階法が選択されます。下の写真の場合は、骨の量がかなり不足しているために、自家骨ブロックを採取し段階法で骨増生を行っています。その後、バリアメンブレンを併用します。

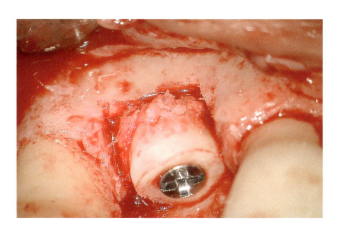

Part2　インプラント手術編

■ソケットリフト(92ページ)■

　上顎臼歯部においては上顎洞が歯槽頂部に近接していることが多く、上顎洞内に骨増生を行います。その際、骨の幅が十分にあり、骨の高さが5mm以上あればインプラントを固定することができます。低侵襲な治療を行う場合には、オステオトームという器具を用いて上顎洞底部を追打し、上顎洞底部を数mmほど挙上してインプラントを埋入します。

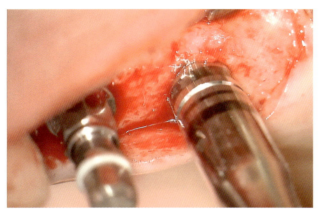 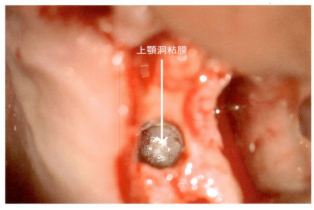

オステオトームで上顎洞底部を追打する場合は、上顎洞粘膜を損傷しないことが重要。右の写真から上顎洞粘膜が損傷していないことが確認できる。歯槽頂部と上顎洞底部の間に骨補填材などを填入しインプラントを埋入する。インプラントがしっかり固定されていることが大切。

■サイナスリフト(96ページ)■

　上顎洞が歯槽頂に近接している場合で骨の高さが5mm以下の場合、頬側の骨壁を開窓し、側方より上顎洞を挙上する方法です。スペースに自家骨細片や骨補填材(ハイドロキシアパタイト、β-TCP、牛骨由来コラーゲン等)を填入し、バリアメンブレンを併用します。通常6〜9ヵ月後に同部にインプラントを埋入します。

　サイナスリフトは「ラテラルウィンドウテクニック」とも言います。インプラントが固定できないぐらい骨が薄い場合には、段階法を選択します。

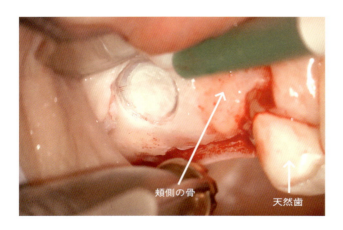 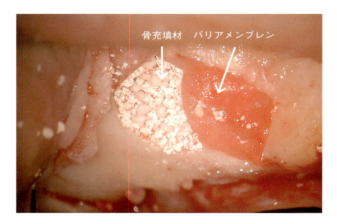

23 手術の適応症

■手術の適応症■

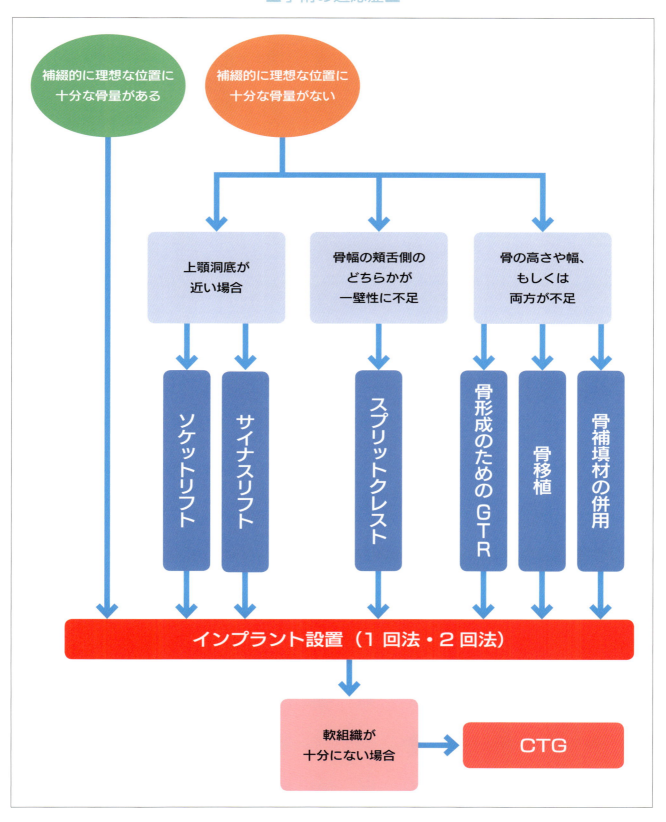

Part2 インプラント手術編

24 インプラント埋入手術――1回法

柏井伸子／有限会社ハグクリエイション社長、歯科衛生士

■インプラント埋入手術（1回法）の流れ■

①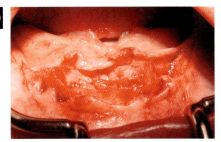

切開・剝離
抜歯後、歯槽頂に切開線を入れ、唇舌両側に剝離する。

ポイント！
介助時は、骨膜を傷つけないように注意しながら、ピンセットで弁を把持すると、術者が剝離しやすくなります。

②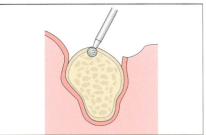

埋入位置のマーキング
ラウンドバーで骨頂に埋入位置の印づけを行う。

③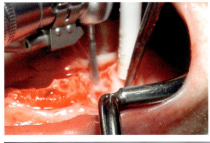

埋入窩の形成
ツイストドリルでインプラント埋入窩を形成。術者（通常は12時の位置）と介助者（9時や3時の位置）が、三次元的に確認することにより、理想的な形成深度・方向・角度を捉えることができる。

ポイント！ 下顎への埋入に際しては、ＣＴ画像より骨の舌側のえぐれ状態など解剖学的特徴を把握しておき、ドリルがスリップして組織を損傷しないように、口唇、頬粘膜、舌を排除し、術野を確保します。

④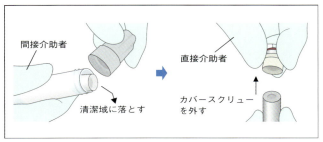

インプラントのパッケージオープンとキャップオープン
インプラントの格納された滅菌済みコンテナを清潔域に落とす。清潔域に出されたコンテナにはトップの部分にカバースクリューが包装されているので、これを取り外してスターグリップを接続する。

次ページに続く

24 インプラント埋入手術——1回法

◎インプラント埋入手術（1回法）の目的

①歯の欠損による審美性・機能性および社会性の回復
②残存歯列（部分欠損症例）や口腔および顎顔面組織の保存
③治療時間の短縮

■インプラント埋入手術（1回法）の流れ■

⑤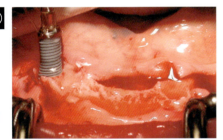

インプラントの埋入
インプラントを形成窩に埋入する。

ポイント！
インプラントの表面に粘膜が触れたり、唾液が付着して汚染されないように排除・吸引します。

⑥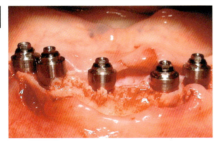

アバットメントの連結
粘膜を貫通し支台装置となるアバットメントをインプラント体に連結する。インプラントとアバットメントの間に、粘膜を挟み込んでいないか観察する。

⑦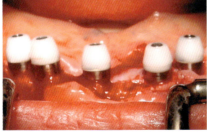

ヒーリングキャップの装着
アバットメント保護のためにヒーリングキャップを装着する。

ポイント！
口腔清掃時に脱離する危険性があることを術後指導時に伝えます。

⑧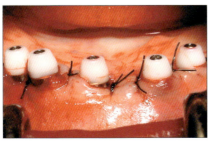

縫合
縫合時、介助者は術野確保・唾液吸引など、術者と協力し合いながら介助する。

Part2 インプラント手術編

■インプラント埋入手術（1回法）における使用器具・器材の名称と目的■

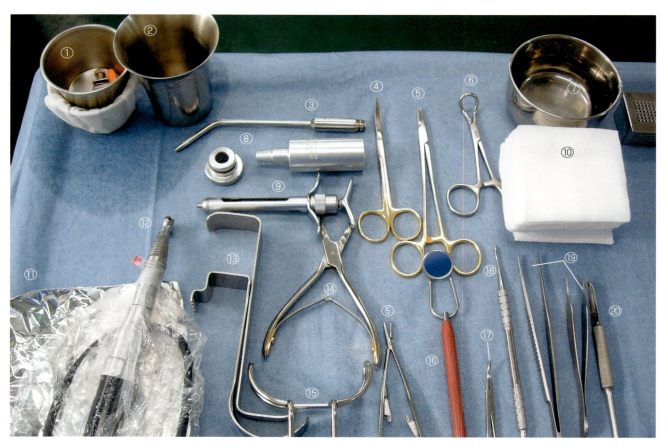

①コップ：メス刃、注射針等危険物の管理
②コップ：滅菌精製水入れ
③サクションチップ：吸引
④歯肉ばさみ：軟組織、縫合糸の切断
⑤持針器：縫合針の把持
⑥布鉗子：ドレープの固定
⑦ボール：生理食塩水入れ
⑧ボーントラップ：自家骨採取
⑨注射器：麻酔用
⑩ガーゼ：止血・器具清拭用
⑪アルミ製ラップ材：滅菌不可能部分のカバー
⑫形成エンジン：骨の形成、埋入、カバースクリュー装着時に使用
⑬L字鉤、口角鉤：粘膜の排除
⑭破骨鉗子：骨採取、整形
⑮リトラクター：口唇の排除
⑯歯科用ミラー：鏡視、粘膜の排除
⑰モスキート：組織の把持
⑱剥離子：軟組織の剥離
⑲ピンセット：組織の把持
⑳メス刃・メスホルダー：切開

> **補足　術後の対応**
>
> 患者さん：うがいおよび鎮痛剤を服用してもらい、その後、生理食塩水で湿らせた止血用ロールガーゼを噛んでもらってください。その状態で30分程度安静にしていただきます。
> 介助者：患者さんの状態に注意しながら、器材の洗浄、滅菌および環境の清掃を行います。血液が床や壁等に付着した場合には、次亜塩素酸ナトリウム溶液で消毒します。2回法の一時手術の後も同じです。

24 インプラント埋入手術——1回法

■インプラント埋入手術（1回法）における使用器具・器材の名称と目的■
（インプラント埋入専用器材）

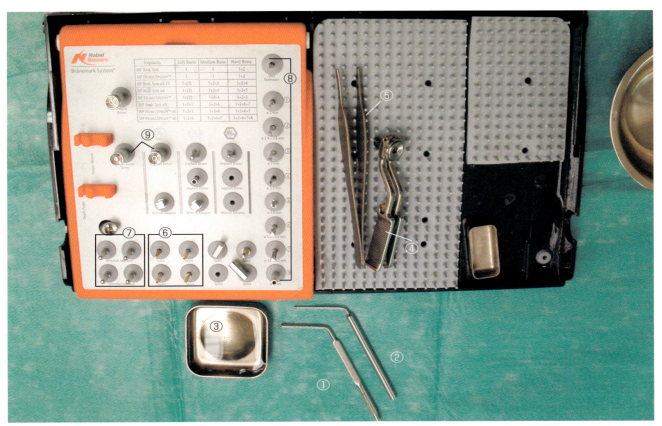

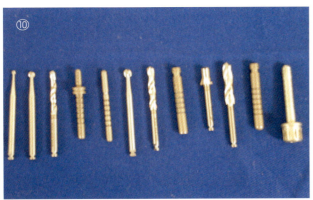

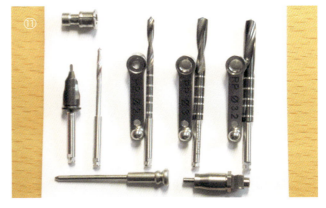

①デプスゲージ：形成深度を測定
②デプスプローブ：形成深度を測定（先端が球状になっている）
③チタンボール：生理食塩水を入れ、使用後のドリルを保管する
④シリンダーレンチ：最終的な手用締付に使用
⑤チタン製ピンセット：チタン製品操作用
⑥スターグリップ：インプラント埋入時、エンジンに装着して使用
⑦方向指示棒：形成されたインプラント埋入窩の方向の確認
⑧ドリル類：インプラント埋入窩の埋入位置マーキングおよび垂直的形成
⑨手用ドライバー：最終締付
⑩ドリル類：ストローマンインプラント用
⑪ドリル類：ノーベルガイド®用

Part2 インプラント手術編

25 インプラント埋入手術——2回法

柏井伸子／有限会社ハグクリエイション社長、歯科衛生士

■インプラント埋入手術（2回法）の流れ■

切開・剥離
歯槽骨頂に切開線を入れ、骨膜まで剥離する。

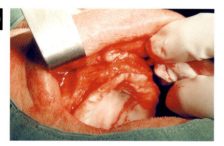

埋入位置のマーキング
ラウンドバーで骨頂に埋入位置の印づけを行う。

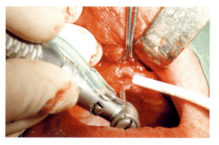

埋入窩の形成
パイロットドリルで垂直方向へインプラント埋入窩を形成し、ツイストドリルで拡大する。

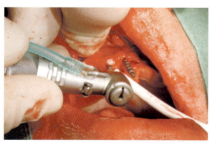

挿入ジグの用意
写真左はエンジンを使った場合、右は手用の場合。エンジン使用の場合は、左手でスライダーを押し、右手でデリバリーキャップを回転させてインプラントを取り外し装着する。

次ページに続く

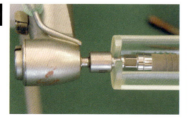
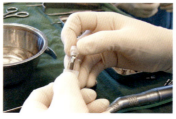

25 インプラント埋入手術――2回法

◎インプラント埋入手術（2回法）の目的
①歯の欠損による審美性・機能性および社会性の回復
②残存歯列（部分欠損症例）や口腔および顎顔面組織の保存
③移植、GBR、サイナスリフトなどの骨増生法との併用

■インプラント埋入手術（1回法）の流れ■

⑤
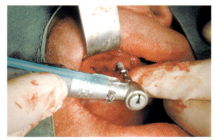

インプラントの埋入
エンジンで埋入する際は、回転数・注水の有無を確認してから術者に渡す。

ポイント！ インプラントの表面に粘膜が触れたり、唾液が付着して汚染されないように排除します。

⑥
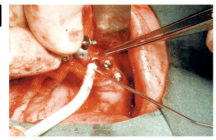

カバースクリューの装着
インプラント上部のホール封鎖のために、エンジン用もしくは手用ドライバーを使用してカバースクリューを装着する。

ポイント！ 骨片や軟組織を挟み込まないよう注意し、必要があれば生理食塩水で洗浄します。

⑦
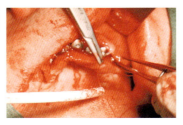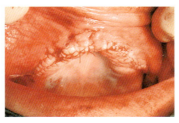

縫合
創部を封鎖し、3～6ヵ月間の治癒期間をおいて、骨にインプラントが安定するのを待つ。術野に骨片が残存していないよう閉創前に生理食塩水で洗浄する。

ポイント！ 縫合方法が、水平または垂直マットレスの場合には、治癒とともに縫合糸が粘膜下に潜り込むことがあるので、長め（約10mm程度）にカットします。

⑧
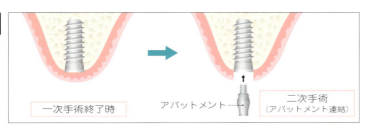

頭出し手術
インプラントの頭を出し、アバットメントを連結。これ以降は、1回法の⑦以降の工程と同じ（81ページ参照）。

Part2 インプラント手術編

■インプラント埋入手術（2回法）における使用器具・器材の名称と目的■
（ストローマンインプラント用）

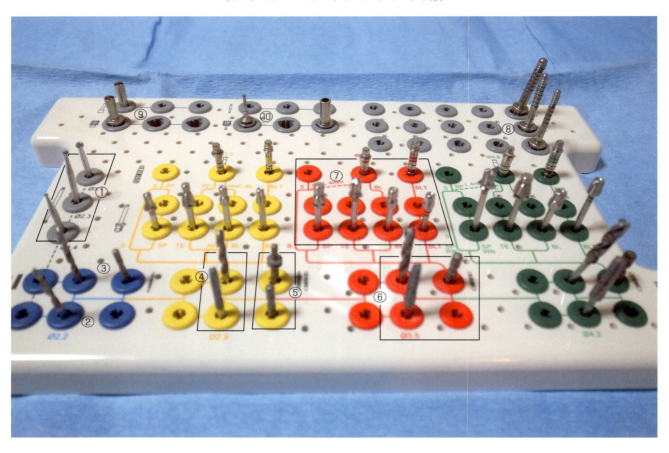

①ラウンドバー：埋入位置のマーキング
②パイロットドリル：インプラント埋入窩の形成
③アライメントピン：形成されたインプラント埋入窩の方向の確認
④ツイストドリル：インプラント床の最終深度までの形成
⑤深度ゲージ：形成深度を測定
⑥ツイストドリル：水平方向への拡大と位置の修正
⑦プロファイルドリル：骨頂部の形成
⑧タップ：ネジ山・谷の形成
⑨インプラント挿入アダプター：インプラントに接続し、骨内に埋入する
⑩スクリュードライバー：封鎖スクリューの装着

25 インプラント埋入手術──2回法

■インプラント埋入手術（2回法）における使用器具・器材の名称と目的■
（バイオフィックスインプラント用）

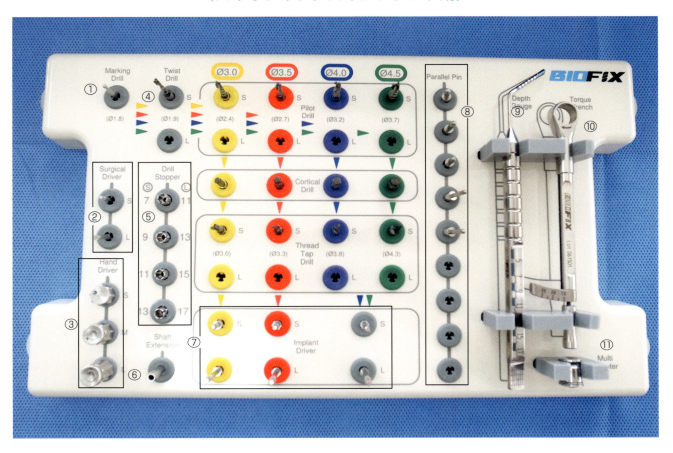

①マーキングドリル：埋入位置のマーキング
②サージカルドライバー：インプラント埋入窩の形成
③ハンドドライバー：スクリューのマニュアル操作用
④ツイストドリル：インプラント埋入窩の拡大
⑤ドリルストッパー：過形成の防止
⑥シャフトエクステンション：残存歯に近接した部位の形成時にドリルの長さを延長する
⑦インプラントドライバー：インプラントに接続し、骨内へ埋入する
⑧パラレルピン：形成されたインプラント埋入窩の方向の確認
⑨デプスゲージ：形成深度を測定
⑩トルクレンチ：インプラント埋入
⑪マルチアダプター：埋入後のアダプター除去

Part2 インプラント手術編

26 インプラント埋入手術にともなう骨増生——GBR法

柏井伸子／有限会社ハグクリエイション社長、歯科衛生士

■GBR法の術式■

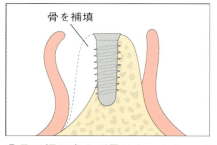

①骨の幅や高さが足りないため、インプラントを埋入してもネジ山が露出してしまう。そこで骨を補填し骨増生するGBR法（Guided Bone Regeneration）を行う。

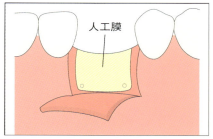

②骨が必要な部分に粉砕した自家骨または骨補填材を填入し、その上に人工膜（メンブレンやチタンメッシュ）をのせ、骨が増生するスペースを作る（チタンメッシュを先に設置し、後から骨を補填することもある）。

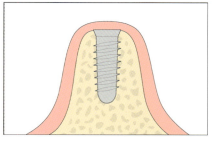

③骨が増生してから人工膜を除去し、インプラント体が安定するのを待つ（メンブレンには吸収性のものもあるため、除去が不要な場合もある）。その後アバットメント連結へ移行。

■GBR法の流れ■

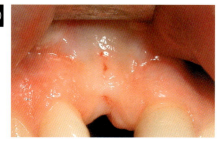

適用部位
前歯部へのインプラント治療では、審美的回復の要求度が高くなるため、埋入位置および角度が重要となる。本症例では唇側の骨量が不足しており、このまま埋入してしまうと、かなり口蓋側寄りにポジショニングしなければならないため、GBRを行うこととなった。写真は、浸潤麻酔をしたところ。

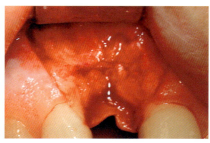

切開・剥離
剥離後、インプラント体を埋入（埋入については1回法を参照）。

次ページに続く

26 インプラント埋入手術にともなう骨増生——GBR法

◎ GBR法の目的
①既存骨吸収部位の水平的・垂直的骨増生
②豊隆不足部位の審美性の回復

■GBR法の流れ■

③
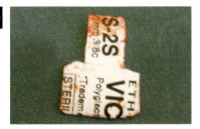
人工膜の型紙作製
人工膜（メンブレンやチタンメッシュ）は、適切なサイズにカットして使用するため、まず型紙を作り試適する。写真では滅菌された縫合針のパッケージを使用。

④
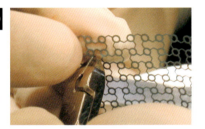
チタンメッシュの調整
まず術者に生食ガーゼを渡し、グローブに付着している血液を術者が拭ってから清潔域上で適切なサイズにカットしていく。

⑤
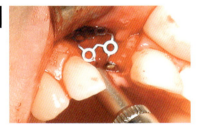
チタンメッシュの固定
人工膜は露出すると感染源になる危険性があるため、ずれないようチタン製のスクリュー等で固定されなければならない。

ポイント！
メンブレンの場合はこのような状態です。
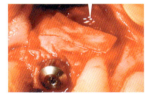

⑥
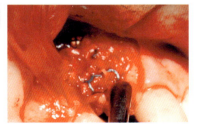
自家骨の填入
下顎臼歯部遠心から採取した自家骨を顆粒状にし、理想的な形を作ったメッシュと基底骨とのスペースに填入する。

⑦
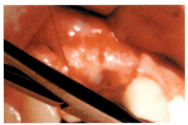
縫合
人工膜が露出しないように引っ張り強度がかからないテンションフリーの状態にするため、減張切開を行った後、完全閉鎖のためのマットレス縫合をする。一定期間をおき、骨が増生されるのを待ってからチタンメッシュを除去する。

Part2 インプラント手術編

GBR法における使用器具・器材の名称と目的

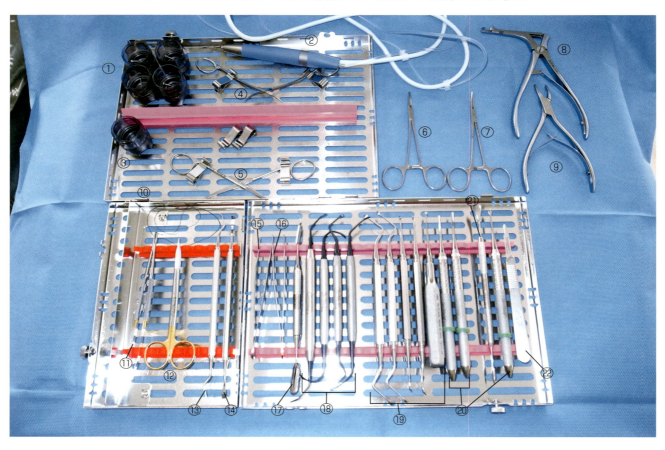

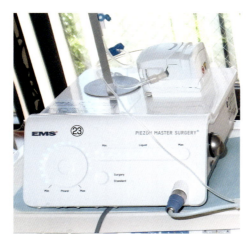

①ピエゾサージェリー用チップ：②に接続して硬組織を切削する。切削部等により選択
②ピエゾサージェリー用ハンドピース：注水下にて硬組織の切削
③IMSカセット：デリケートな器材のダメージ発生や紛失を防止する
④歯肉ばさみ(ラグランジュ)：軟組織、縫合糸の切断
⑤歯肉ばさみ(ヒューフレディ)：軟組織、縫合糸の切断
⑥止血鉗子モスキート(直)：組織の把持
⑦止血鉗子モスキート(曲)：組織の把持
⑧骨鉗子(クレーマー・ネビンズ：ショートノーズ)：骨の把持
⑨骨鉗子(ミニフリードマン)：骨の把持
⑩針つき縫合糸
⑪持針器(カストロビージョ)
⑫歯肉ばさみ(ゴールドマンフォックス)

インプラント埋入手術にともなう骨増生――GBR法

■GBR法における使用器具・器材の名称と目的■

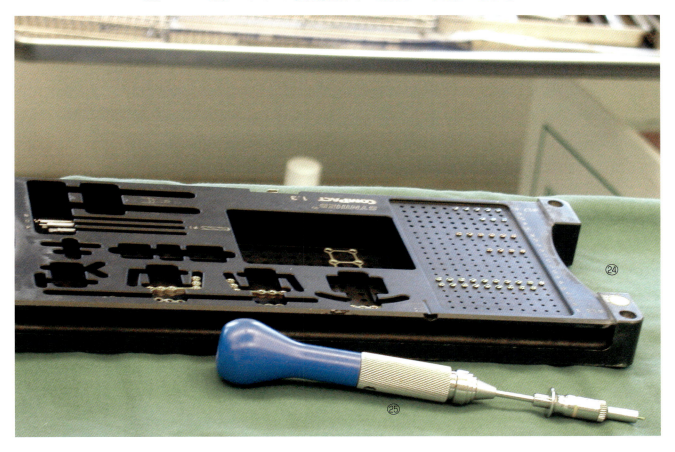

⑬ペリオドンタルチゼル(カークランド13K/13KL)：骨整形
⑭ペリオドンタルチゼル(カークランド13K/TG)：骨整形
⑮ティッシュプライヤー(アドソン5041)：軟組織の把持
⑯ティッシュプライヤー(アドソン42)：軟組織の把持
⑰ペリオスチールプリチャード：粘膜の剥離や剥離後の把持する術野の明示
⑱ブラックラインサイナスリフト：サイナスリフトのキット
⑲ボーンキュレット：肉芽組織等の軟組織の除去
⑳ルクセーティングハイブリッド：残存歯の抜歯
㉑ペリオスチール(クレーマー・ネビンズ)：肉芽組織等の軟組織の除去
㉒スカルペルハンドル：切開用メス刃の把持
㉓形成エンジン：骨切削
㉔固定用スクリューセット
㉕ドライバー

Part2 インプラント手術編

27 インプラント埋入手術にともなう骨増生——ソケットリフト

小川勝久／天王洲インプラントセンター小川歯科・歯科医師

■ソケットリフト(上顎洞底挙上術・非開窓法)の術式■

　ソケットリフト(上顎洞底挙上術・非開窓法)とは、上顎洞に近接する上下的に骨量の少ない部位への骨増生法の1つです。「オステオトーム」と呼ばれる器具を用いて上顎洞底骨を押しあげながら骨補填材を填入し、骨増生を行う方法です。サイナスリフト(96ページ)に比べ外科的侵襲が少なく、感染や術後の合併症も少ない方法ですが、既存骨の骨量が5mm以上と適応範囲が限られ、術野を確認しにくいことから、慎重な配慮が必要な手術です。近年では、軟組織を傷つけず骨だけを削ることができるピエゾサージェリーを併用することもあります。

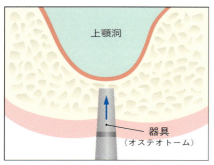 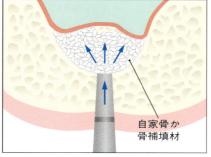 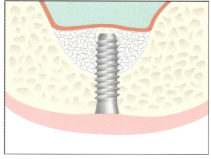

①上顎洞底部までの既存骨が5mm以上が適応。インプラント埋入窩を形成し、専用の器具(オステオトーム)を使って上顎洞底を押しあげながら、骨と粘膜の剥離を行っていく。

②自家骨あるいは骨補填材を少しずつ数回に分け填入し、オステオトームにて圧接しながら、上顎洞底を挙上していく。

③骨が十分に入り高さが確保できたところで、インプラントを埋入する。したがって1回の手術で上顎洞挙上術とインプラント埋入手術を行う。

■ソケットリフトの流れ■

 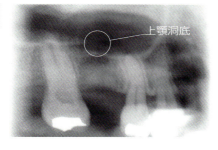 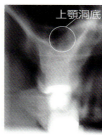

適応部位

上顎洞底が歯冠側に位置しているため、インプラント埋入のための垂直的骨量が少ないことがわかる。
左:パノラマエックス線画像、右:CT。

次ページに続く

27 インプラント埋入手術にともなう骨増生——ソケットリフト

◎ソケットリフトの目的
①骨量と骨質の改善
②上顎洞底粘膜の挙上による垂直的高さの増大

■ソケットリフトの流れ■

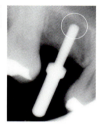
ドリリング
ドリリングを上顎洞底部より1mm手前で止め（丸印）、エックス線写真にて確認。

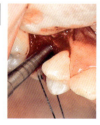
上顎洞底の挙上
オステオトームをマレットで叩きながら、骨を押しあげていく。

ポイント！
アシスタントは術者がオステオトームをマレットで叩くタイミングで患者さんに声掛けをし、患者さんの頭部をおさえます。

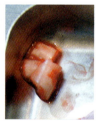 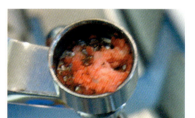
骨補填の準備
自家骨をボーンミルにて粉砕し、骨補填の準備を行う。

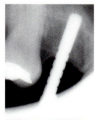
骨の補填
ドーム状に上顎洞底粘膜が挙上されている様子をエックス線写真で確認。

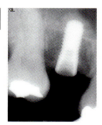
インプラント埋入
インプラント埋入のための垂直的骨量を得ることができ、的確にインプラントが埋入されている。

■ソケットリフトにおける使用器具・器材の名称と目的■

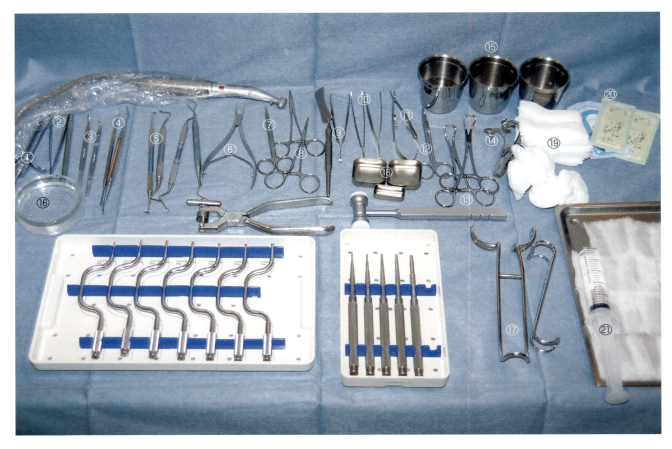

①局麻用注射器、注射針：局所麻酔用
②歯科用ピンセット、ミラー
③ブレード＃12・15：軟組織切開
④剥離子(各種)：骨面からの組織の剥離
⑤スプーンエキスカ(各種)：肉芽組織の除去、掻爬
⑥破骨鉗子：骨隆起の除去
⑦外科用はさみ(歯肉ばさみ)：不要な組織の除去
⑧止血鉗子(剥離・固定用)：歯肉を剥離した状態で固定するときに使用する糸を挟む
⑨有鈎ピンセット：滑らないよう軟組織を把持
⑩無鈎ピンセット：細かなバーなどの把持
⑪持針器：縫合時の針や糸の把持
⑫外科用はさみ：糸などの切断
⑬布鉗子：サクションチューブを患者用ドレープに固定
⑭開口器：開口状態の固定。特に静脈内鎮静下では必要
⑮ステンレス製コップ：生理食塩水や滅菌精製水入れ。使用した針やメス等の管理にも使用
⑯シャーレ：滅菌精製水を入れ、使用したバー等に付着した血液を洗う。または、浸して管理する
⑰リトラクター：口唇や頬粘膜の排除
⑱ステンレス製シャーレ：採取骨や採取粘膜、他家骨等を保管
⑲ガーゼ、ガーゼ球：止血、器具清拭用
⑳糸付縫合針：縫合時に使用
㉑シリンジ：生理食塩水を入れ必要な所へ注入
◎フィクスチャー埋入用器具セット(写真には入っていない)

＊①〜㉑は、一般的な外科器具

インプラント埋入手術にともなう骨増生——ソケットリフト 27

■ソケットリフトにおける使用器具・器材の名称と目的■

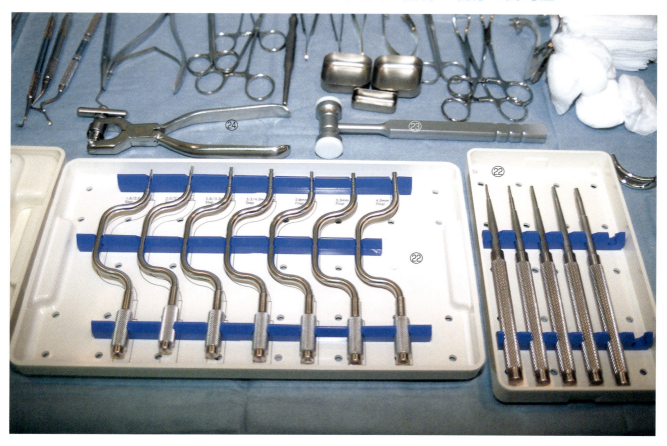

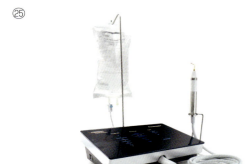

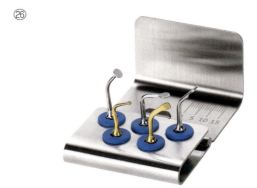

㉒オステオトームのキット
㉓マレット：オステオトームを叩く
㉔ボーンミル：採取骨を粉砕する

㉕ピエゾサージェリー：軟組織を傷つけず、骨だけの切削が可能
㉖ピエゾサージェリー用チップ

Part2 インプラント手術編

28 インプラント埋入手術にともなう骨増生——サイナスリフト

小川勝久／天王洲インプラントセンター小川歯科・歯科医師

■サイナスリフト(上顎洞底挙上術・開窓法)の術式■

　サイナスリフト(上顎洞底挙上術・開窓法)とは、上顎臼歯部で上顎洞に近接する、垂直的骨量の少ない部位への骨増生術です。頬側骨を明示し、骨窓を開け、上顎洞底部の粘膜を剥離・挙上し、その空隙に自家骨や骨補填材を填入し骨増生を行う方法です。比較的外科的侵襲が大きく、薄い上顎洞底粘膜が破れないように繊細な術式が要求されます。近年では、軟組織を傷つけず骨だけを削ることができるピエゾサージェリーを併用することが増えています。

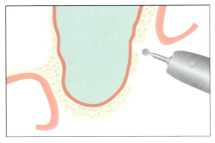

①上顎洞側壁骨の歯肉を切開後、骨窓を開ける。

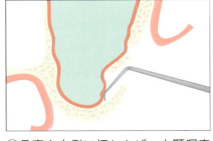

②骨窓を内側に押しあげ、上顎洞底部の粘膜を挙上する。

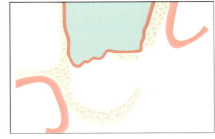

③スペースができたところへ骨補填材を填入。

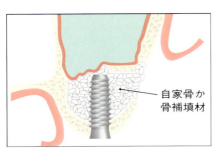

自家骨か骨補填材

④インプラントを埋入。ケースによっては、補填材が安定するまで期間をおき、その後、インプラント埋入手術を行うこともある。

28 インプラント埋入手術にともなう骨増生――サイナスリフト

◎サイナスリフトの目的
①骨量の改善
②上顎洞底粘膜の挙上による垂直的高さの増大

■サイナスリフトの流れ■

①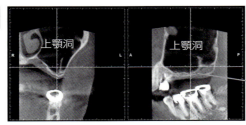

適応部位
上顎臼歯部のCT。上顎洞と近接していて垂直的骨量が少ない。

垂直的骨量が少ない

②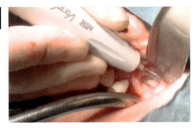

骨窓を開ける
ラウンドバーやピエゾサージェリー等を用いて頰側骨を切削し、補塡する入口を形成する。

ポイント！
開口器やリトラクター等で口唇や頰粘膜を広げ、術野を確保します。

③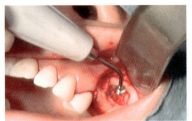

上顎洞粘膜の剝離・挙上
非常に薄い粘膜なので、傷つけないように慎重に行う。

ポイント！
とても繊細な術式なので、介助者は、患者さんの頭が動いて上顎洞粘膜を傷つけないようにしっかり頭をおさえます。

④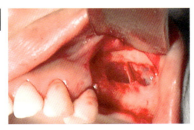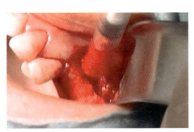

骨の補塡
上顎洞底を挙上した空隙に自家骨や骨補塡材を塡入する。

⑤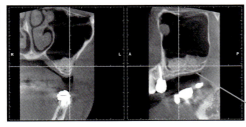

骨の増生後
上顎洞底粘膜が挙上され、インプラント埋入に必要な垂直的骨量を得ることができた。本症例では、骨補塡材が安定するまで6ヵ月の治癒期間を待ってからインプラント埋入を行う。

垂直的骨量は十分ある

■サイナスリフトにおける使用器具・器材の名称と目的■

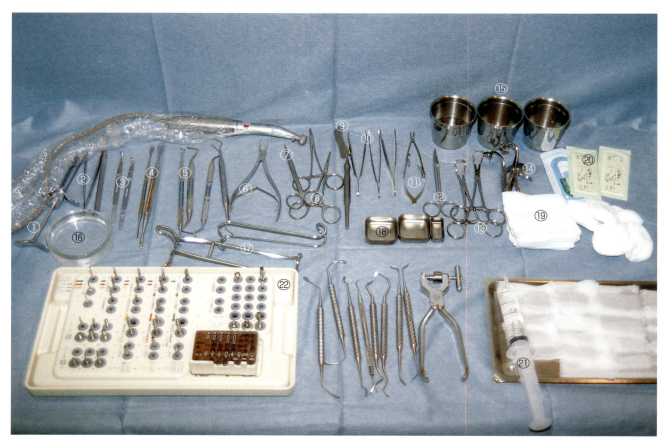

①局麻用注射器、注射針：局所麻酔用
②歯科用ピンセット、ミラー
③ブレード#12・15：軟組織切開
④剥離子(各種)：骨面からの組織の剥離
⑤スプーンエキスカ(各種)：肉芽組織の除去、掻爬
⑥破骨鉗子：骨隆起の除去
⑦外科用はさみ(歯肉ばさみ)：不要な組織の除去
⑧止血鉗子(剥離・固定用)：歯肉を剥離した状態で固定するときに使用する糸を挟む
⑨有鉤ピンセット：滑らないよう軟組織を把持
⑩無鉤ピンセット：細かなバーなどの把持
⑪持針器：縫合時の針や糸の把持
⑫外科用はさみ：糸などの切断
⑬布鉗子：サクションチューブを患者用ドレープに固定
⑭開口器：開口状態の固定。特に静脈内鎮静下では必要
⑮ステンレス製コップ：生理食塩水や滅菌精製水入れ。使用した針やメス等の管理
⑯シャーレ：滅菌精製水を入れ、使用したバー等に付着した血液を洗う。または、浸し管理する
⑰リトラクター：口唇や頬粘膜の排除
⑱ステンレス製シャーレ：採取骨や採取粘膜、他家骨等を保管
⑲ガーゼ、ガーゼ球：止血、器具清拭用
⑳糸付縫合針：縫合時に使用
㉑シリンジ：生理食塩水を入れ必要な所へ注入
㉒フィクスチャー埋入用器具セット

＊①～㉑は、一般的な外科器具

28 インプラント埋入手術にともなう骨増生——サイナスリフト

■サイナスリフトにおける使用器具・器材の名称と目的■

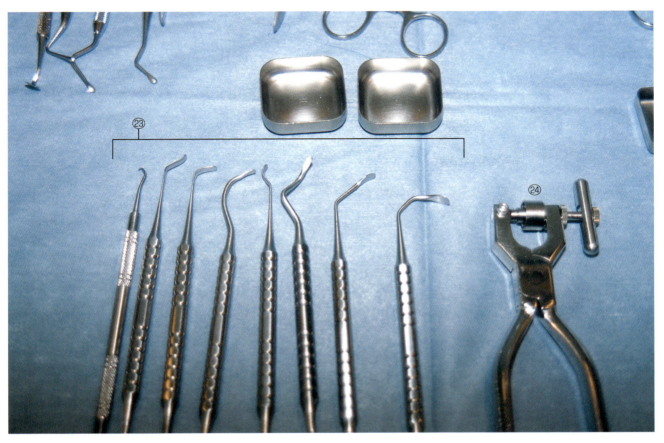

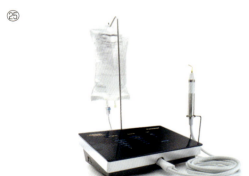

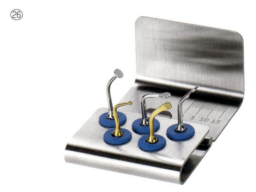

㉓サイナスリフトのキット
㉔ボーンミル：採取骨を粉砕する

㉕ピエゾサージェリー：軟組織を傷つけず、骨だけの切削が可能
㉖ピエゾサージェリー用チップ

Part2 インプラント手術編

29 骨補填材について —骨補填材の種類

小川勝久／天王洲インプラントセンター 小川歯科・歯科医師

　幅が痩せていたり骨量が少ないときに、骨移植やサイナスリフト等を行い、骨を増やす骨増生を行います。このときに用いる骨には、患者さん自身の骨（自家骨）を採取して用いる場合と、その代わりになる人工的に作った「骨補填材」を用いる場合があります。自家骨は患者さん自身の骨であるため生物学的に適合性に優れていますが、採取する際に外科的侵襲やリスクがあります。

　骨補填材には異種骨である牛由来のBio-Oss®や、他家骨であるDFDBA（脱灰凍結乾燥他家骨、Demineralized Freeze-Dried Bone Allograft）、あるいは科学的に作られたβ-リン酸三カルシウム（TCP）製剤、ハイドロキシアパタイト製剤等があります。これまで欧米では多く使用され、安全性や有効性が報告されていますが、一部には感染の可能性や製品の不均一性などに問題があるものもあります。厚生労働省から認可され、患者さんに害のない安全な材料を選ぶ必要があります。

　使用にあたっては、患者さんから採血した血液と混ぜたり、固定のために吸収性膜や非吸収性膜と呼ばれるコラーゲン材料やチタン製のメッシュを用いることがあります。

■日本で認可されている骨補填材一覧■

分類	種類	商品名
異種骨	牛骨由来	Bio-Oss®
	牛骨由来コラーゲン配合	ボーンジェクト®
人工骨	β-TCP（リン酸三カルシウム）	テルフィール®（オスフェリオン dental）、オスフィール®、CERASORB®M、ArrowBone-β-Dental™
	ハイドロキシアパタイト	オステオグラフト®S-D、APACERAM®、ネオボーン、ボーンタイト、Calcitite、APACERAM-AX
	ハイドロキシアパタイト＋β-TCP	セラタイト
	ハイドロキシアパタイト＋コラーゲン	リフィット®
	α-TCP	バイオペックス®-R

骨補填材について——骨補填材の種類　29

■日本で認可されている主な骨補填材■

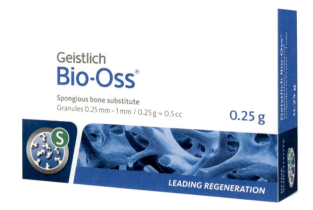

牛骨を原材料とした Bio-Oss®（デンタリード）。

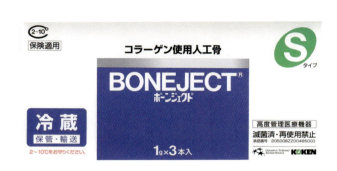

牛骨由来コラーゲン配合のボーンジェクト®（オリンパステルモバイオマテリアル）。

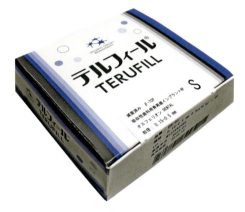

β-リン酸三カルシウムから作ったテルフィール®（モリタ）。

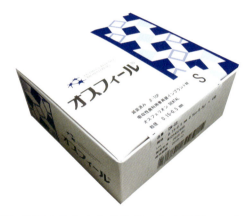

β-リン酸三カルシウムから作ったオスフィール®（京セラメディカル）。

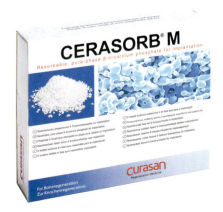

β-リン酸三カルシウムから作った CERASORB®M（白鵬）。

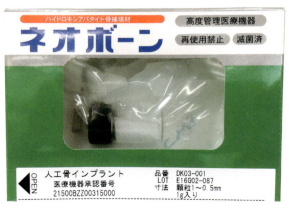

ハイドロキシアパタイトから作ったネオボーン（ケンテック）。

Part2　インプラント手術編

■日本で認可されている主な骨補填材■

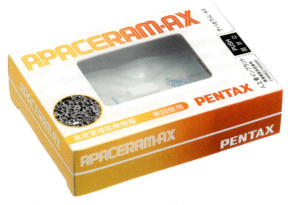

ハイドロキシアパタイトから作ったAPACERAM-AX（京セラメディカル）。

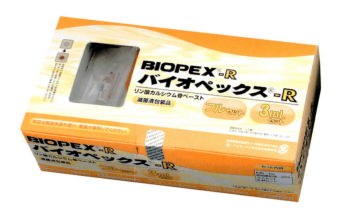

α-TCPから作ったバイオペックス®-R（HOYA Techno surgical）。

■骨補填材使用時に用いる器具・材料■

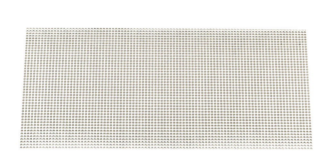

補填材の固定に使用するチタンメッシュ（インプラテックス）。

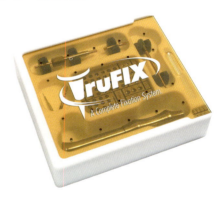

チタンメッシュ固定のためのTruFIXコンプリートフィクゼーションキット（インプラテックス）。

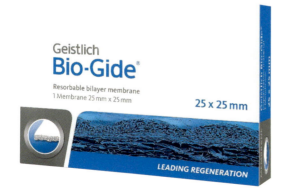

豚由来のコラーゲンを原材料としたシート状の膜（Bio-Gide®：デンタリード）。

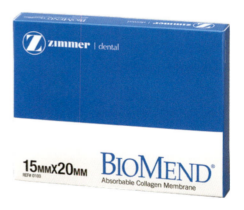

補填材の固定に使用する吸収性メンブレン（BIOMEND®：白鵬）。

骨補填材について——骨補填材の種類

■骨補填材の使用：ケース1■

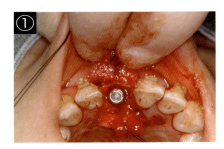

①インプラントと抜歯窩に間隙が見える。

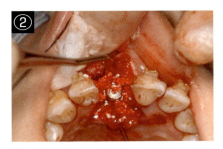

②骨補填材を、採血した血液と混ぜて間隙に補填する。

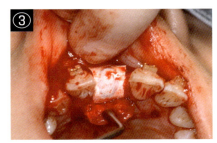

③骨補填材を固定するために、コラーゲン膜を併用する。

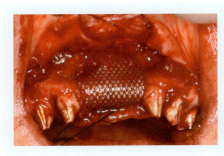

固定にはチタンメッシュを用いる場合もある。

■骨補填材の使用：ケース2■

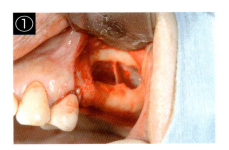

①本ケースは、サイナスリフトを行う際に、骨補填材を使用。頬側骨を明示し、骨窓を開け、上顎洞底粘膜を挙上した状態。

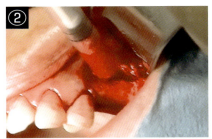

②挙上された空洞に、シリンジで骨補填材を補填する。

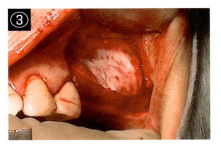

③吸収性の膜で開窓部を覆い、骨補填材の露出を防ぐ。

Part2 インプラント手術編

30 骨補填材について——自家骨（口腔内）の採取方法と応用

小川勝久／天王洲インプラントセンター 小川歯科・歯科医師

　患者さん自身の骨のことを「自家骨」といいます。骨増生においては、患者さん自身の骨である自家骨移植が、生物学的にも適合性に優れ、骨伝導能も高く感染などの問題も回避できることから、第一選択であることはいうまでもありません。特に、口腔内から採取した骨を砕いて粉砕骨として用いた場合は、早い時期から吸収されやすく、血液供給の再開を得ることができます。

　一方ブロック骨では、移植骨への血流が再開されず、生骨に置換しにくいともいわれています。そこで母床骨からの血液供給を少しでも多くするために、周囲の骨にラウンドーバー等にて小孔を開けるなどの工夫が必要です。

　自家骨の採取は、トレファンバーやフィッシャーバー、ボースクレバー、ピエゾサージェリー等を用いて、レイマス（下顎枝前縁）、下顎大臼歯部頬棚やオトガイ部、前鼻棘、上顎結節、インプラント埋入周囲等から、採取することとなります。なお近年では、患者さんの外科的侵襲を軽減するという観点から、人工的に作られた骨補填材も使われるようになっています。

■骨を採取する部位■

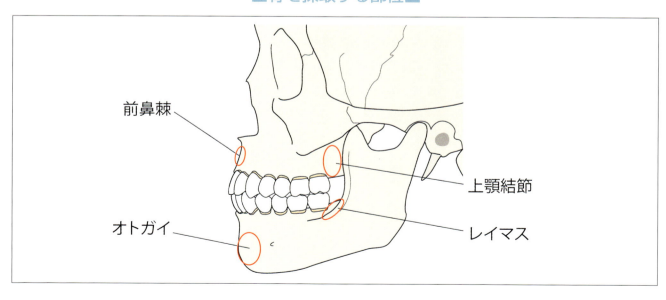

30 骨補填材について――自家骨（口腔内）の採取方法と応用

◎骨補填材（自家骨）採取の目的

①自家骨自身に骨を作る能力がある（骨誘導能）
②生体に対して安全である
③口腔外から採取するのに比べて、時間・行程・侵襲を少なくする

■自家骨（口腔内）採取〜補填の流れ：ブロック骨として応用■

 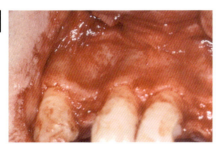

適応部位
失った側切歯部が陥凹している。

 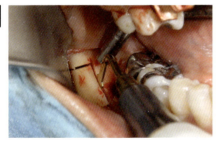

骨採取
フィッシャーバーやピエゾサージェリーを使って、下顎大臼歯部頰棚から骨をブロック状に採取。

 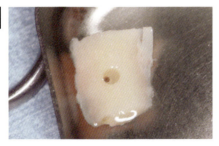

採取骨の整形

 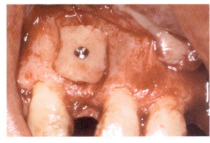

採取骨の補填
陥凹している部位に貼りつけて厚みを増やす。

Part2 インプラント手術編

■自家骨（口腔内）採取〜補填の流れ：粉砕骨として応用■

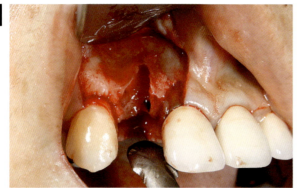

適応部位

抜歯窩が大きく唇側骨がない。

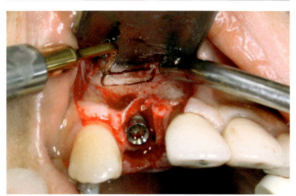

骨採取

鼻腔底下や前鼻棘周囲から骨を採取。

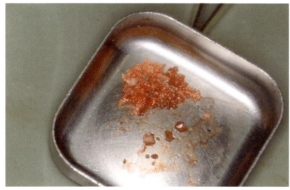

自家骨の粉砕

周囲骨の陥凹が大きくインプラントとの間隙があるときには砕き、インプラントとの間隙に粉砕骨として埋めて使用する。

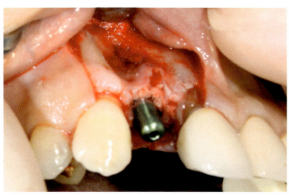

採取骨の補填

粉砕した自家骨をインプラントと抜歯窩の間隙に填入する。

30 骨補填材について——自家骨（口腔内）の採取方法と応用

■自家骨（口腔内）採取における使用器具・器材の名称と目的■

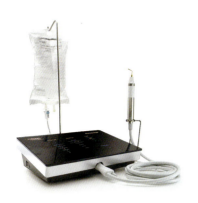

①ピエゾサージェリー：軟組織を傷つけず、骨だけを採取することが可能

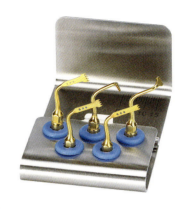

②ピエゾサージェリー用チップ

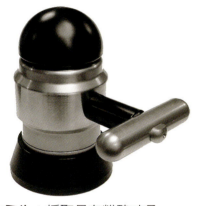

③ボーンミル：採取骨を粉砕する

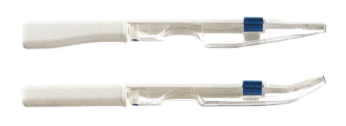

④ボーンスクレパー：骨を引掻くように削りとる

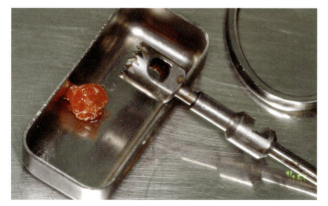

⑤トレフィンバー：骨採取用バー

Part2 インプラント手術編

31 インプラント埋入手術にともなう軟組織増生——CTG

小川勝久／天王洲インプラントセンター小川歯科・歯科医師

■CTGの術式■

上顎の前歯部のような審美領域では、インプラント治療においても歯肉の連続性や歯間乳頭の再建といった審美性が要求されます。そのため上顎臼歯部口蓋側から上皮下結合組織を採取し、必要とされる部位に移植してインプラント周囲の粘膜の形態や厚みを改善し審美性を回復させます。このような治療をCTG（Connective Tissue Graft、上皮下結合組織移植）といいます。

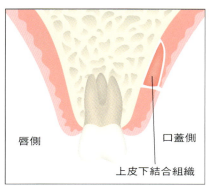

①口蓋側などから上皮下結合組織を採取する。

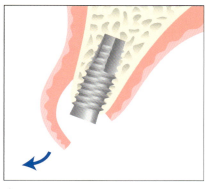

②インプラント埋入部位のフラップをあける。

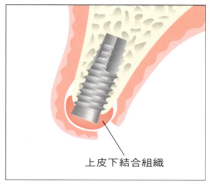

③採取した組織を設置し、合わせて縫合する。

■CTGの流れ■

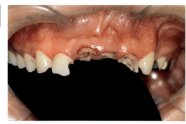

適応部位
前歯部のインプラント手術を行うにあたり、審美性の回復も図ってCTGを行うこととなった。

次ページに続く

インプラント埋入手術にともなう軟組織増生——CTG

◎ CTG（上皮下結合組織移植）の目的
①歯周組織（軟組織）の改善
②審美性の回復

■CTGの流れ■

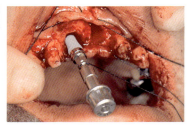

インプラントの埋入
歯槽頂切開を行い、適正なインプラントホールを設定し、インプラントを埋入する。

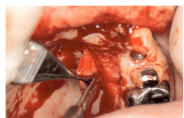

上皮下結合組織の採取
上顎臼歯部口蓋側より上皮下結合組織を採取。

ポイント！
大口蓋動脈を一部切断することにより出血が多くなるため、サクションは手際よく行います。

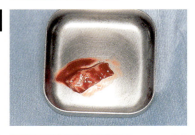

採取した上皮下結合組織
採取した結合組織が乾燥して壊死しないように、生理食塩水を入れたシャーレに保管する。

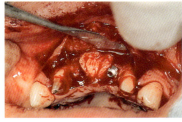

移植
必要とされる部分に採取した上皮下結合組織を移植する。

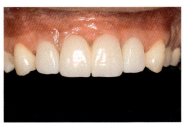

治療後
治癒を待ってから補綴物製作に移行。

Part2 インプラント手術編

■ CTGにおける使用器具・器材の名称と目的 ■

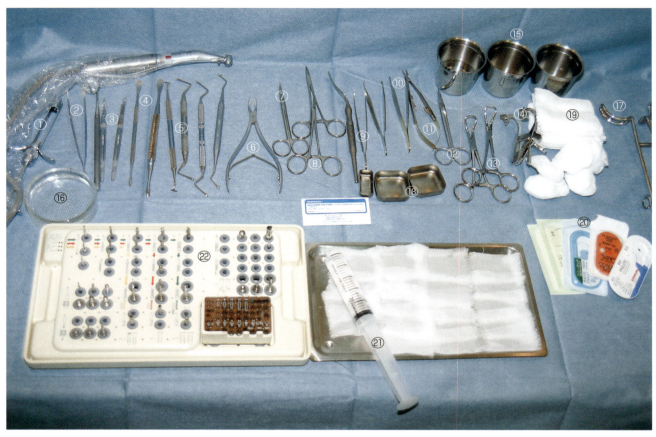

①局麻用注射器、注射針：局所麻酔用
②歯科用ピンセット、ミラー
③ブレード＃12・15：軟組織切開
④剥離子(各種)：骨面からの組織の剥離
⑤スプーンエキスカ(各種)：肉芽組織の除去、掻爬
⑥破骨鉗子：骨隆起の除去
⑦外科用はさみ(歯肉ばさみ)：不要な組織の除去
⑧止血鉗子(剥離・固定用)：歯肉を剥離した状態で固定するときに使用する糸を挟む
⑨有鉤ピンセット：滑らないよう軟組織を把持
⑩無鉤ピンセット：細かなバーなどの把持
⑪持針器：縫合時の針や糸の把持
⑫外科用はさみ：糸などの切断
⑬布鉗子：サクションチューブを患者用ドレープに固定
⑭開口器：開口状態の固定。特に静脈内鎮静下では必要

⑮ステンレス製コップ：生理食塩水や滅菌精製水入れ。使用した針やメス等の管理
⑯シャーレ：滅菌精製水を入れ、使用したバー等に付着した血液を洗う。または、浸して管理する
⑰リトラクター：口唇や頬粘膜の排除
⑱ステンレス製シャーレ：採取骨や採取粘膜、他家骨等を保管
⑲ガーゼ、ガーゼ球：止血、器具清拭用
⑳糸付縫合針：縫合時に使用
㉑シリンジ：生理食塩水を入れ必要な所へ注入
㉒フィクスチャー埋入用器具セット

＊①〜㉑は、一般的な外科器具

インプラント埋入手術にともなう軟組織増生——CTG

■ CTGにおける使用器具・器材の名称と目的 ■

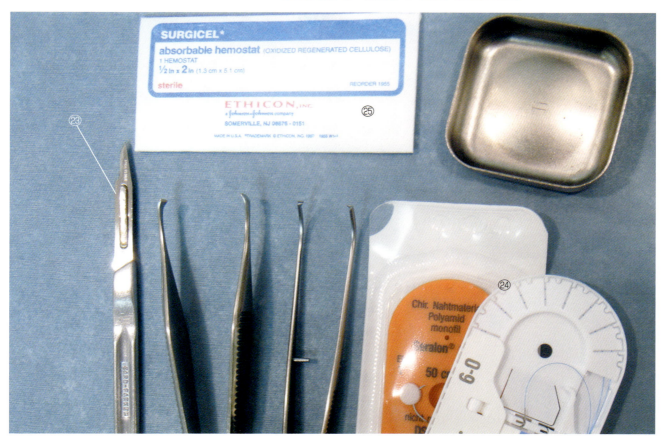

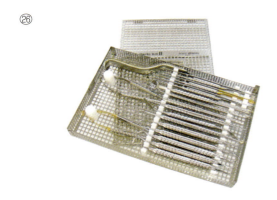

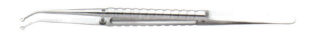

㉓ **ナンバー15Cのメス**：刃部が小さいため、繊細な軟組織の処置に使用
㉔ **糸付縫合針（モノフィラメントの6/0・5/0の縫合糸）**：審美領域の縫合。糸の細さや特性上、創傷治癒を早め感染も防止できることから、審美領域には有効
㉕ **サージセル**：結合組織の採取部の止血用に用いるガーゼ
㉖ **歯周外科用のキット**：繊細な軟組織移植に適した剥離子やピンセット、持針器等がキットになっている
㉗ **㉖のキット内のマイクロのピンセット**：上皮下結合組織を把持し縫合しやすい

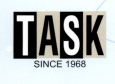

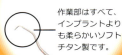
インプラント体を傷付けにくい
作業部はすべて、インプラントよりも柔らかいソフトチタン製です。

インプラント用キュレット (チタン製)

IMP #5-6
CODE:30602

IMP #11-12
CODE:30605

IMP #7-8
CODE:30603

IMP #13-14
CODE:30606

LIGHT!
軽量ハンドル
中空ハンドルで軽く、丸柄で握りやすい形状です。

EASY!
使い慣れた形状
一般的なキュレットの形状なので、普段のキュレッティングの感覚でお使いいただけます。

価格： 各 6,000円 (税抜)
規格： 全 4 種

医療機器届出番号 09B2X00010Y00070　一般的名称 歯周用キュレット

弱酸性次亜塩素酸とナノ洗浄のダブルパワーで
細菌やウイルスを素早く除去！
約8300万個の芽胞に対して、**10秒で99.99%の除去率！**
(公的第三者検査機関調べ)

弱酸性次亜塩素酸クリーナー ナノクイック

価格： 400cc (スプレータイプ) 2,900円 (税抜)
　　　 1000cc (詰め替え用) 4,500円 (税抜)

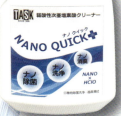

ナノ除菌　ナノ消臭　ナノ洗浄

浸漬洗浄ができないルーペやマイクロのレンズを痛めることなく、簡単に除菌や洗浄ができないかな？

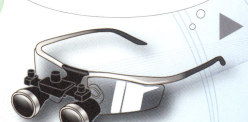

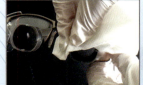 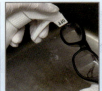

 解決！

ティッシュ等にナノクイックを含ませ、レンズ表面を含む本体をまるごと除菌できます！ルーペのゴーグル部分や眼鏡には直接スプレーし、拭き取り もしくは 水洗を行ってください。

＜お問い合わせ＞ 歯科用インスツルメント **株式会社タスク** 〒112-0001 東京都文京区白山2-38-14 白山CTビル5F TEL：03-5615-8827 FAX：03-5615-8837

＜製造販売元＞ **株式会社シオダ** 〒321-0517 栃木県那須烏山市東原 53

新製品のご紹介や、カタログのダウンロードは、ホームページで！

Part 3

インプラント補綴処置編

Part3 インプラント補綴処置編

32 補綴処置の流れ

中島　康／なかじま歯科医院・歯科医師

　インプラントが骨とオッセオインテグレーションする期間になれば、補綴処置に移行します。この治癒期間については3つの種類があります。「即時負荷」（インプラント埋入直後から1週間まで）、「早期負荷」（術後1週間以降2ヵ月以内）、「待時負荷」（術後2ヵ月以降）です。どの期間に補綴物を装着し咬合を与えるかの違いです。これらの期間は、骨質や骨増生を行ったかどうか、患者さんの要望により決定されます。また埋入手術の1回法と2回法の違いや、審美領域か非審美領域かによっても、補綴処置の手法は変わります。

■補綴処置の流れ■

①二次手術
粘膜下に埋まっているインプラント上部の軟組織を除去し、ヒーリングキャップを装着。

②プロビジョナルレストレーション用の印象採得
軟組織が治癒した後に印象採得を行う。したがってここでは印象の準備が必要となる。

③プロビジョナルレストレーションの装着
歯科技工士が製作したプロビジョナルレストレーションの装着。このプロビジョナルレストレーションは、軟組織の形を審美的に良い状態にすることが目的の1つであるため、装着時には軟組織を圧迫する。また、清掃性を考慮した形態を作ることも大切であるため、この時点で歯間ブラシの操作状態を確認しておくことが大切。

④ティッシュマネージメント
プロビジョナルレストレーションを装着し軟組織を成熟させ、良好な状態になるまで管理する。
場合によって軟組織の移植を行うことも考えられる。プラークコントロールは慎重に行わなければならない。炎症のある状態で最終補綴処置に移行すると、後に粘膜退縮のおそれがある。

⑤最終補綴物用の印象採得
軟組織の形が整えば、最終補綴物製作のために印象採得を行う。

⑥最終補綴物の装着
アバットメントと上部構造が歯科技工士から渡される。アバットメントにはいろいろな形状があるが、これは歯科医師と歯科技工士が検討し、一番良好なものが選ばれている。最終補綴物の装着方法は、スクリューによる固定とセメント合着の2種類がある。補綴物マージンが粘膜縁下3mm以上の深い位置にある場合はセメント除去が困難なため、スクリュー固定を推奨。大規模な補綴物で将来的に除去しなければならないような場合にもスクリュー固定が適用される。セメント固定は簡単な方法なためよく用いられるが、補綴物マージンが3mm以内の浅い場合が多い。

2回法の埋入手術を行った後の補綴処置の流れを示したが、この流れは審美性を考慮する場合の最大限の項目である。ケースによっては、これらすべてを行わなくてもかまわない。

■審美領域（2回法）における補綴処置の流れ■

 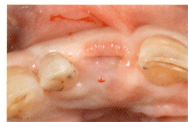 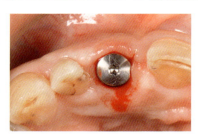

二次手術（頭出し手術）
インプラントが骨に固定されてから頭出し手術を行う。写真左は頭出し手術前で、写真右は手術後ヒーリングキャップを装着したところ。

 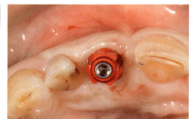 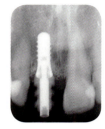

プロビジョナルレストレーション用の印象採得
二次手術を行い軟組織が治癒した後でプロビジョナルレストレーション用の印象採得を行う。印象コーピングを装着しエックス線写真でフィットを確認後、印象を採る。

 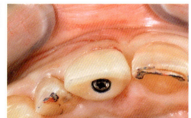

プロビジョナルレストレーションの装着
プロビジョナルレストレーションを装着することで、軟組織の形態を審美的に良い状態に図る。プロビジョナルレストレーションは、プラークコントロールしやすい形態でなければならない。

 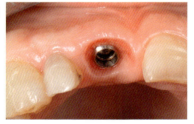

ティッシュマネージメント
プロビジョナルレストレーション装着により軟組織を成熟させたところ。

 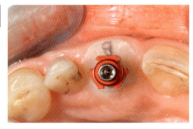

最終補綴物用の印象採得
最終補綴物製作のために印象採得を行う。

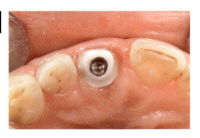 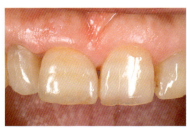

アバットメントの装着と最終補綴物の装着

Part3 インプラント補綴処置編

■非審美領域（1回法）における補綴処置の流れ■

①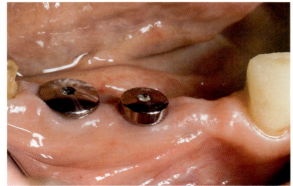

オッセオインテグレーション後
一次手術から2ヵ月後、インプラントが骨に固定されたところ。

②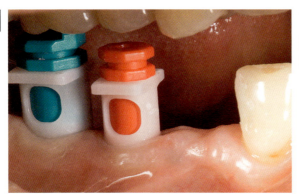

プロビジョナルレストレーション用の印象採得
印象コーピングを設置し、印象を採る。

③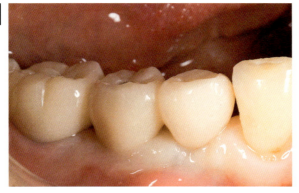

プロビジョナルレストレーションの装着
機能性、審美性、清掃性を確認していく。

④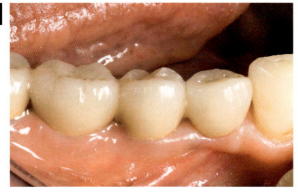

最終補綴物の装着
再び印象を採得することは通常ないため、プロビジョナルレストレーションと最終補綴物の形態はほぼ同じ。

■補綴処置（即時負荷）の流れ■

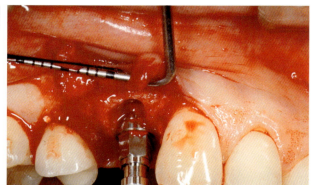

インプラント埋入手術
骨内に、十分な長さのインプラントが埋入され、十分な初期固定が得られた場合に行う。

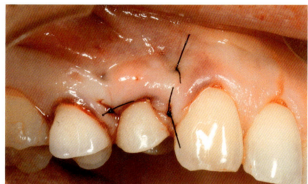

縫合時にプロビジョナルレストレーションの装着
通常、2〜3ヵ月後に最終補綴物装着に移行する。

補足　印象コーピングを用いた印象採得のしくみ

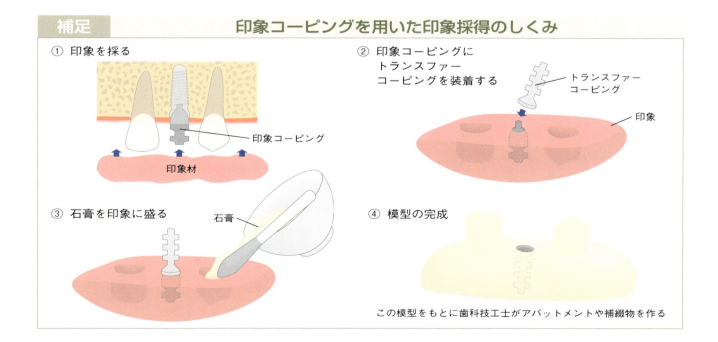

① 印象を採る　　印象コーピング／印象材

② 印象コーピングにトランスファーコーピングを装着する　　トランスファーコーピング／印象

③ 石膏を印象に盛る　　石膏

④ 模型の完成

この模型をもとに歯科技工士がアバットメントや補綴物を作る

Part3 インプラント補綴処置編

33 補綴処置 ——セメント固定

中島　康／なかじま歯科医院・歯科医師

■補綴処置（セメント固定）の流れ■

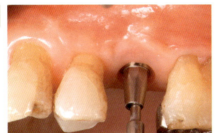

アバットメントの連結
規定のトルク値で連結する。

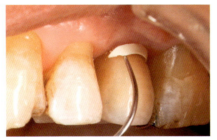

補綴物の合着
クラウン調整後、レジンまたはグラスアイオノマーセメントでアバットメントに合着する。

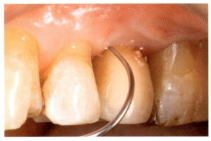

セメントの除去
粘膜下のセメントは確実に除去する。セメントの取り残しは意図的に歯石をつけることと同じ。

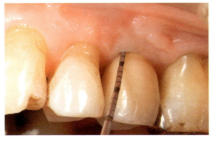

術後の確認
1～2週間後、プロービング時の出血（BOP）がなくポケットの深さが3mm以内であることを確認する。炎症がある場合はセメントの取り残しを疑う。

補綴処置——セメント固定

◎セメント固定の目的
①補綴処置の術式をシンプルにするため
②咬合面から見ても審美性に優れている

■補綴物マージンが深い場合の補綴処置（セメント固定）の流れ■

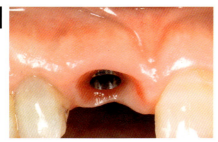

補綴物マージンが深いケース
インプラントの方向がわずか頬側にずれた場合や、咬合面も審美的にしたい場合に行う。

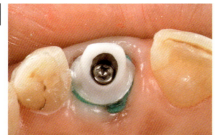

中間構造体を連結
アバットメントにスクリュー固定で中間構造体を連結する。これにより、補綴物マージンは、粘膜下3mm以内になる。連結後、圧排コードを挿入する。これはセメントがサルカス（最終補綴物と粘膜の溝）に入らないようにするために行うもの。

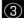
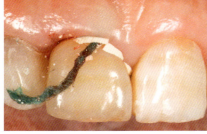

補綴物の合着
合着後、圧排コードごとセメントを除去する。

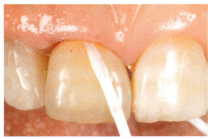

セメント取り残しの確認
最後にデンタルフロスを用いてセメントの取り残しがないかを確認する。

Part3 インプラント補綴処置編

34 補綴処置──スクリュー固定① 術者可撤式

中島　康／なかじま歯科医院・歯科医師

■術者可撤式スクリュー固定の構造■

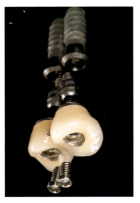

構成パーツ
インプラント、アバットメント、上部構造、オクルーザルスクリューで構成されている。

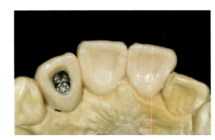

スクリュー固定の埋入部位
スクリューの穴がちょうど舌側にくるようにインプラントが埋入されている（写真は模型上で確認したところ）。

■術者可撤式スクリュー固定の流れ■

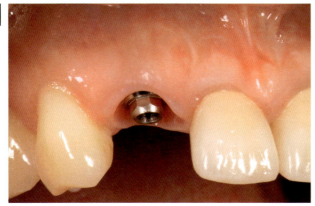
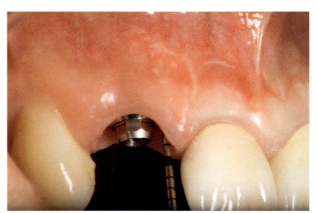

アバットメントの連結
アバットメントを規定トルク値で装着した状態。インプラントのマージンが粘膜下3mm以上深ければ、スクリュー固定が望ましい。

次ページに続く

34 補綴処置――スクリュー固定①術者可撤式

◎術者可撤式スクリュー固定の目的
①審美領域などクラウンマージンが、粘膜下深くなる場合に有効
②上部構造トラブル時の対応が容易

■術者可撤式スクリュー固定の流れ■

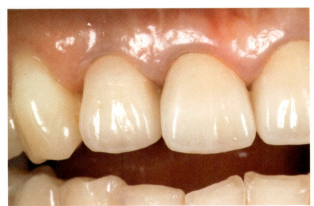
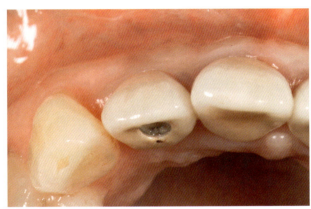

上部構造の装着
上部構造をスクリューで固定する。左は唇側面から、右は咬合面から見たスクリュー固定。

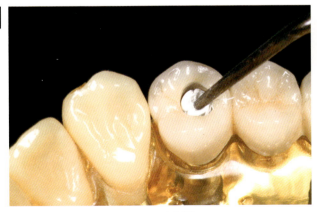
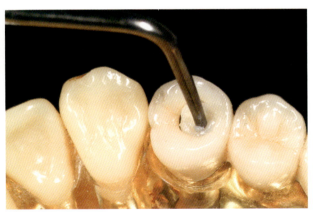

スクリューホールの封鎖
咬合面からスクリューが見えるため、スクリューホールを封鎖する。まずはホールをガタパーチャーストッピングで封鎖する(左)。次にコンポジットレジンで審美的に修復する(右)。封鎖されていることによりレジンが内部に侵入しない。

Part3 インプラント補綴処置編

35 補綴処置——スクリュー固定② 患者可撤式

中島 康／なかじま歯科医院・歯科医師

■患者可撤式スクリュー固定の流れ■

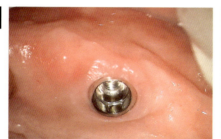
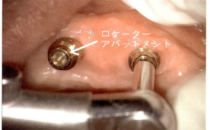

アバットメントの連結
インプラントにロケーターアバットメント（義歯用維持装置）を35Ncmでラチェットを用いて連結する。

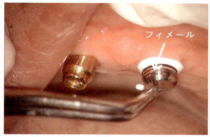
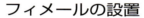

フィメールの設置
ロケーターアバットメント上にフィメールを設置する。

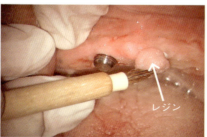
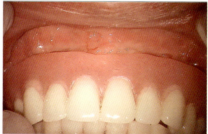

義歯内面とフィメールの固定
義歯内面とフィメールを、常温重合レジンで直接法を用いて固定する。

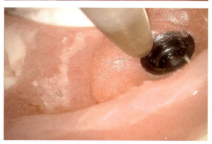
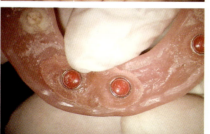

フィメール内部パーツの交換
常温重合レジンのバリを除去し、フィメール内部パーツを交換する。このパーツは維持装置の維持が悪くなれば定期的に交換する。

◎患者可撤式スクリュー固定の目的

①審美性を得るための十分な組織量がなく、患者さんが大規模な外科処置を望まない場合
②インプラントの本数を少なくしたい場合
③固定性ブリッジでは清掃性が悪い場合

■上顎に4本のインプラントが埋入された基本的なケース■

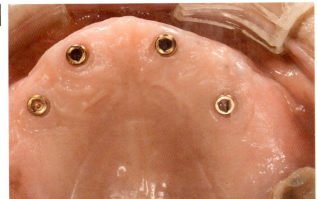

① インプラントが埋入された状態
上顎に4本インプラントを埋入。

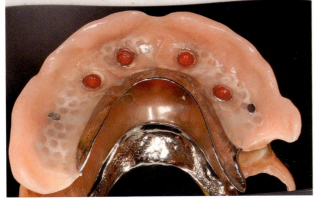

② 患者可撤式義歯の製作
ロケーターアバットメントの患者可撤式義歯を製作。インプラントによる義歯はよく噛めるが、破損することも多く、金属で内面を補強することが多い。

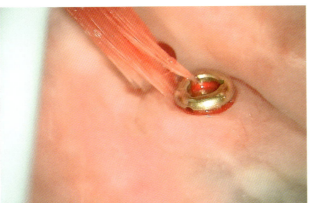

③ ロケーターアバットメントの清掃
ブリッジタイプに比べインプラント周囲の清掃はシンプル。

参考文献一覧

■1：インプラント治療を導入するための治療の流れ
1. Lindhe J, Karring T, Lang NP（編），岡本　浩（監訳）．Lindhe 臨床歯周病学とインプラント第4版［臨床編］．東京：クインテッセンス出版，2005．

■7：術前の口腔内・外消毒
1. 梅本俊夫，小川知彦，落合邦康，上西秀則，清浦有祐，中澤　太，藤村節夫，前田伸子（編）．口腔微生物学—感染と免疫—．東京：学建書院，2006．
2. 日本看護協会（編）．感染管理に関するガイドブック改訂版．東京：日本看護協会，2004．

■8：術前の器具の消毒と滅菌
1. 日本医療機器学会（監修），小林寛伊（編）．改訂医療現場の滅菌．東京：へるす出版，2003．
2. 日本医療機器学会．医療現場における滅菌保証のガイドライン2005．医科器械学 2005；75（9）：491-572．

■9：手指消毒
1. 矢野邦夫（訳・編）．CDC最新ガイドラインエッセンス集2．大阪：メディカ出版，2002．
2. Center for disease control and prevention. Guideline for hand hygiene in health-care settings. Recommendations of the healthcare infection control practices. Morbidity and mortality weekly report 2002；51（RR-16）．

■10：ガウンテクニックとグローブ装着
1. 矢野邦夫（訳・編）．CDC最新ガイドラインエッセンス集2．大阪：メディカ出版，2002．

■11：ドレーピング
1. 上野温子．手術室看護の基本．東京：医歯薬出版，1987．

■12：インプラント手術に必要な設備と準備
1. 小林寛伊（編）．今日から始める手術部位感染サーベイランス．大阪：メディカ出版，2003．
2. 大久保憲，賀来満夫（編）．改訂感染対策ICT実践マニュアル．大阪：メディカ出版，2001．
3. 大久保憲（編）．EBMに基づく手術部の感染防止Q&A．大阪：メディカ出版，2002．
4. 日本手術医学会．手術医療の実践ガイドライン（改訂版）．日手術医会誌 2013．

■14：術中の注意点
1. 小林寛伊（編）．今日から始める手術部位感染サーベイランス．大阪：メディカ出版，2003．
2. 大久保憲，賀来満夫（編）．改訂感染対策ICT実践マニュアル．大阪：メディカ出版，2001．
3. 大久保憲（編）．EBMに基づく手術部の感染防止Q&A．大阪：メディカ出版，2002．
4. 日本手術医学会．手術医療の実践ガイドライン（改訂版）．日手術医会誌 2013．

■16：術直後の患者さんへの対応——患者サイド編
1. 小林寛伊（編）．今日から始める手術部位感染サーベイランス．大阪：メディカ出版，2003．
2. 大久保憲，賀来満夫（編）．改訂感染対策ICT実践マニュアル．大阪：メディカ出版，2001．
3. 大久保憲（編）．EBMに基づく手術部の感染防止Q&A．大阪：メディカ出版，2002．
4. 日本手術医学会．手術医療の実践ガイドライン（改訂版）．日手術医会誌 2013．
5. 鷲澤尚宏．術後栄養管理のポイント．ラジオNIKKEI第1病薬アワー（http://medical.radionikkei.jp/byoyaku/byoyaku_pdf/130429.pdf 2016年10月27日アクセス）

■17：術後の外科器具の管理・保管
1. 日本医療機器学会．医療現場における滅菌保証のガイドライン2005．医科器械学 2005；75（9）：491-572．

■18：メインテナンスプログラム（総論）
1. Chen S, Weingart D（著），勝山英明，船越栄次，塩田　真（監訳）．別冊 Quintessence DENTAL Implantology 第4回ITIコンセンサス会議議事録—世界初のデジタルインプラントデンティストリー文献考察．東京：クインテッセンス出版，2010．
2. Chen S, Cochran DL, Buser D（著），勝山英明，黒江敏史，塩田　真，船越栄次（監訳）．別冊 Quintessence DENTAL Implantology 第5回ITIコンセンサス会議議事録—文献レビューから得た現代インプラント治療指針とインプラント周囲炎の予防・管理．東京：クインテッセンス出版，2015．
3. Wismeijer D, Buser D, Chen S（編），黒江敏史，船越栄次，勝山英明（監訳）．ITI Treatment Guide Volume 8 インプラント治療における合併症．東京：クインテッセンス出版，2015．
4. Renvert S, Giovannoli JS（著），山本松男，弘岡秀明，和泉雄一（監訳）．Peri-implantitis インプラント周囲炎．東京：クインテッセンス出版，2013．
5. 日本歯周病学会（編）．歯周治療の指針2015．東京：医歯薬出版，2016．
6. 石川高行，山森翔太．こうすれば防げるインプラント周囲炎．東京：クインテッセンス出版，2012．

■19：メインテナンスプログラム——診査編
1. 勝山英明（監訳），et al. 別冊 Quintessence DENTAL Implantology 第3回ITIコンセンサス会議議事録—インプラント歯科学における最新プロトコールの全容．東京：クインテッセンス出版，2005．

■20：メインテナンスプログラム——セルフケア指導編
1. 勝山英明（監訳），et al. 別冊 Quintessence DENTAL Implantology 第3回ITIコンセンサス会議議事録—インプラント歯科学における最新プロトコールの全容．東京：クインテッセンス出版，2005．

■21：メインテナンスプログラム──プロフェッショナルケア編
1. Palacci P, Ericsson I（編），村上 斎（訳）．インプラント審美歯科 軟組織と硬組織のマネージメント．東京：クインテッセンス出版，2002.
2. Wilson TG Jr. The positive relationship between excess cement and peri-implant disease: a prospective clinical endoscopic study. J Periodontol 2009；80（9）：1388-1392.

■22：メインテナンス時のトラブルへの対応
1. 勝山英明（監訳），et al. 別冊 Quintessence DENTAL Implantology 第3回 ITI コンセンサス会議議事録──インプラント歯科学における最新プロトコールの全容．東京：クインテッセンス出版，2005.

■26：インプラント埋入手術にともなう骨増生──GBR法
1. Buser D, Dahlin C, Schenk RK（編），中村社綱，末田 武，井上 孝，小宮山彌太郎（訳）．GBR の歯科インプラントへの応用．東京：クインテッセンス出版，1995.

■29：骨補填材について──骨補填材の種類
1. Buser D, Dahlin C, Schenk RK（編），中村社綱，末田 武，井上 孝，小宮山彌太郎（訳）．GBR の歯科インプラントへの応用．東京：クインテッセンス出版，1995.

■30：骨補填材について──自家骨（口腔内）の採取方法と応用
1. Buser D, Dahlin C, Schenk RK（編），中村社綱，末田 武，井上 孝，小宮山彌太郎（訳）．GBR の歯科インプラントへの応用．東京：クインテッセンス出版，1995.

■32：補綴処置の流れ
1. Lindhe J, Karring T, Lang NP（編），岡本 浩（監訳）．Lindhe 臨床歯周病学とインプラント第4版［インプラント編］．東京：クインテッセンス出版，2005.

■33：補綴処置──セメント固定
1. Lindhe J, Karring T, Lang NP（編），岡本 浩（監訳）．Lindhe 臨床歯周病学とインプラント第4版［インプラント編］．東京：クインテッセンス出版，2005.

■34：補綴処置──スクリュー固定①術者可撤式
1. Lindhe J, Karring T, Lang NP（編），岡本 浩（監訳）．Lindhe 臨床歯周病学とインプラント第4版［インプラント編］．東京：クインテッセンス出版，2005

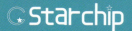

スターチップ ITMシステム
Implant Total Maintenance System

インプラントメインテナンスのための
超音波チタンスケーラーチップ

インプラントメインテナンスはスターチップ！

MADE IN JAPAN
特許第5502203号

スターチップの概要

インプラント治療が主流となりつつある今、埋入後のインプラントに対し、いかに効率的なメインテナンスを行うか、ということが歯科医院経営において非常に重要な役割を持つようになってまいりました。しかしながら、従来のデブライドメント方法は、煩雑であるがために術者個々の処置次第では効果があまり現れないことも少なくないのが現状です。
超音波スケーラーチップ「スターチップ」は、インプラント周囲の汚染物質除去を第一目的として開発されました。
なぜなら、汚染物質除去がインプラントの長期生存に一番重要な要因であるからです。

スターチップの症例

写真提供：森本歯科医院　森本 哲司先生

■チタンチップ（右曲・左曲タイプ／鎌型）の使用方法

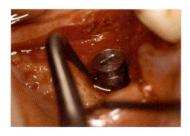

スターチップ・スケーラーチップの右曲と左曲タイプは、インプラントスレッドに合わせてスケーリングが行える形状となっています。
骨欠損の状態も加味し、右曲と左曲をスレッドに合わせてスケーリングを行い、汚染物質を除去します。鎌型は、右曲、左曲タイプが届きにくい部位に対し、先端を当てるようにして使用します。

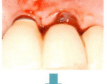
インプラント周囲から出血が見られたためスターチップでスケーリングを行った

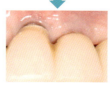
2週間後
出血は止まり
歯肉状態も健康である

■Peekチップの使用方法

Peekチップは、補綴物やアバットメント、フィクスチャーの鏡面研磨部分の清掃を目的として使用します。従来の方法と比べてとても効率的に作業が行えます。また、セメント合着後の歯肉溝の清掃にも使用できます。

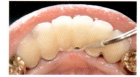
補綴物に付着した歯石の除去

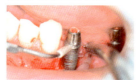
アバットメントに付着したプラークおよび着色の除去

製品構成

本製品は、講習会を受講いただいた後ご購入いただくことができます。

スターチップ ITMシステム U（超音波スケーラー用）
- Pシリーズセット［製品番号：TP-A］対応機器：スプラソンP-Max 他*1
- Eシリーズセット［製品番号：TE-A］対応機器：デントクラフトプチピエゾ
- Sシリーズセット［製品番号：TS-A］対応機器：ソルフィー
- Oシリーズセット［製品番号：TO-A］対応機器：オサダエナック10W

スターチップ ITMシステム A（エアスケーラー用）
- Kシリーズセット［製品番号：TK-A］対応機器：ソニックフレックスエアースケーラー2004LM

各シリーズセット特別価格
¥120,000（税別）
通常販売価格 ¥150,000（税別）

各シリーズセット内容
- チタン合金スケーラーチップ（鎌型）内容量：1
- チタン合金スケーラーチップ（右曲）内容量：1
- チタン合金スケーラーチップ（左曲）内容量：1
- 純チタンスケーラーチップ（鎌型）内容量：1
- 純チタンスケーラーチップ（右曲）内容量：1
- 純チタンスケーラーチップ（左曲）内容量：1
- Peekチップ ホルダー
- Peekチップ ストレート 内容量：30*3
- Peekチップ ラウンド 内容量：30*3

*1 スプラソンP-Max、スプラソンP-Max＋（プラス）、スプラソン2

本製品は、講習会を受講いただいた後ご購入いただくことができます。
講習会、セット内容などの製品および対応する超音波スケーラーシステムについてのお問合せは弊社営業担当者または下記フリーダイヤルまでお願い申し上げます。

大信貿易株式会社
DAISHIN TRADING CO.,LTD.
本社／〒592-8346 大阪府堺市西区浜寺公園町3-231-3
http://www.daishintrading.co.jp

大信受注センター
tel.0120-382-118　fax.0120-089-118

販売名／認証番号：トータル メンテナンス システム U／225ALBZX00012000、トータル メンテナンス システム A／225ALBZX00011000
製造販売業者：株式会社 star chip／兵庫県姫路市栗山町174-2

Thinking ahead. Focused on life.

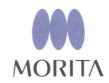

100+ Years
A Century of Innovation

MORITA

ふわふわグルメ®
摂食支援やわらか食

歯科治療や手術の後で、
食べることが困難な方への摂食支援やわらか食
見た目、味、風味、栄養が変わらず
歯で噛まずに舌や歯茎でつぶせる柔らかさ

簡単調理

冷凍のまま電子レンジで温めるだけ。
お皿への移し替えが不要なので
誰でも簡単に調理できます。

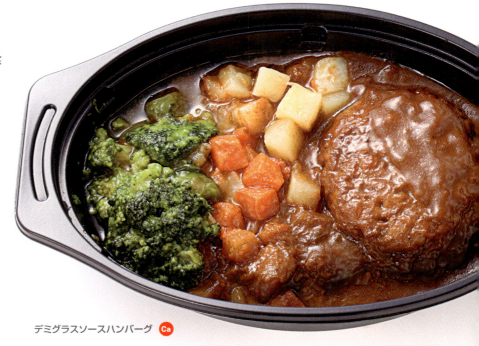

デミグラスソースハンバーグ Ca

Menu Line up

Ca はカルシウム含有メニュー

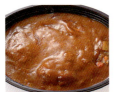 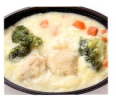 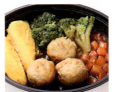 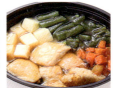 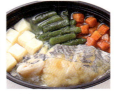 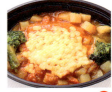

| マイルドカレー Ca | ホワイトシチュー Ca | 鶏団子黒酢あん | 鶏と豆腐の和風あんかけ | 白身魚の中華あんかけ | グリルチキントマトソース Ca |

| 1セット (各1食、計7食) | 標準価格 7,020円 希望患者価格 7,800円 | 2セット (各2食、計14食) | 標準価格 11,610円 希望患者価格 12,900円 | 3セット (各3食、計21食) | 標準価格 16,290円 希望患者価格 18,100円 |

(送料込み・消費税別)

※冷凍食品です。
※トレーの中にメニューが盛り付けられています。主食(おかゆ等)は別途ご用意ください。
※メニューの個別選択はできません。

クインテッセンス出版の書籍・雑誌は、歯学書専用
通販サイト『歯学書.COM』にてご購入いただけます。

PCからのアクセスは…

歯学書　検索

携帯電話からのアクセスは…
QRコードからモバイルサイトへ

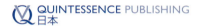

別冊歯科衛生士
新版　みるみる理解できる　図解　スタッフ向けインプラント入門

2007年8月10日　第1版第1刷発行
2016年12月10日　第2版第1刷発行
2021年1月20日　第2版第2刷発行

監 修 者　中島　康 / 柏井伸子 / 小川勝久
　　　　　なかじま やすし　かしわい のぶこ　おがわ かつひさ

発 行 人　北峯康充

発 行 所　クインテッセンス出版株式会社
　　　　　東京都文京区本郷3丁目2番6号　〒113-0033
　　　　　クイントハウスビル　電話(03)5842-2270(代表)
　　　　　　　　　　　　　　　　(03)5842-2272(営業部)
　　　　　　　　　　　　　　　　(03)5842-2279(編集部)
　　　　　web page address　https://www.quint-j.co.jp/

印刷・製本　サン美術印刷株式会社

©2016　クインテッセンス出版株式会社　　　禁無断転載・複写
Printed in Japan　　　　　　　　　　　　落丁本・乱丁本はお取り替えします
ISBN978-4-7812-0528-1　C3047　　　　　　定価は表紙に表示してあります